ENZYKLOPAEDIE DER KLINISCHEN MEDIZIN

HERAUSGEGEBEN VON

L. LANGSTEIN
BERLIN

C. von NOORDEN
FRANKFURT A. M.

C. PIRQUET
WIEN

A. SCHITTENHELM
KIEL

DIE ERKRANKUNGEN DER MILZ, DER LEBER, DER GALLENWEGE UND DES PANKREAS

BEARBEITET VON

**H. EPPINGER   O. GROSS   N. GULEKE   H. HIRSCHFELD
E. RANZI**

DIE ERKRANKUNGEN DER MILZ

VON

H. HIRSCHFELD
BERLIN

DIE HEPATO-LIENALEN ERKRANKUNGEN

VON

H. EPPINGER UND **E. RANZI**
WIEN   WIEN

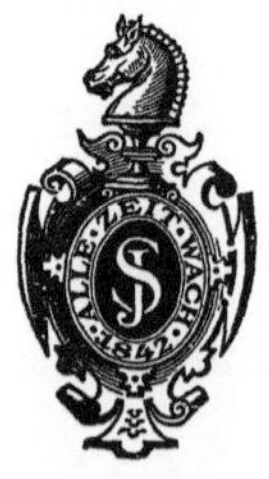

BERLIN
VERLAG VON JULIUS SPRINGER
1920

DIE ERKRANKUNGEN DER MILZ

VON

DR. MED. HANS HIRSCHFELD

PRIVATDOZENT UND ASSISTENT AM UNIVERSITÄTSINSTITUT FÜR KREBSFORSCHUNG DER CHARITÉ IN BERLIN

MIT 16 ZUM GRÖSSTEN TEIL FARBIGEN TEXTABBILDUNGEN

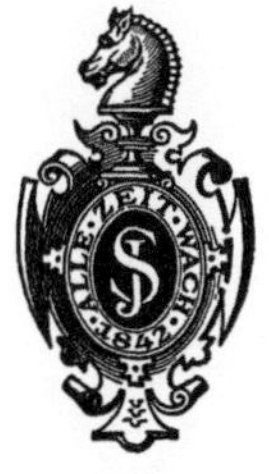

BERLIN

VERLAG VON JULIUS SPRINGER

1920

ISBN 978-3-642-88841-0   ISBN 978-3-642-90696-1 (eBook)
DOI 10.1007/978-3-642-90696-1

Inhaltsverzeichnis.

Einleitung.

Die Erkrankungen der Milz, obwohl zum Teil sekundärer Natur, haben von jeher für die klinische Medizin eine große Bedeutung gehabt. Die Milz gehört bekanntlich nicht zu denjenigen Organen, die eine lebenswichtige Aufgabe im Organismus zu erfüllen haben; wir wissen noch sehr wenig über ihre Funktionen, und man sollte daher eigentlich annehmen, daß eine Schädigung der Milzfunktionen infolge von Krankheiten des Organs ohne besondere Bedeutung für das Individuum ist. Tatsächlich ist es auch nicht etwa der Funktionsausfall oder die Funktionsschädigung der Milz, welche bei Erkrankungen derselben in erster Linie in die Erscheinung treten. Die meist sehr in die Augen fallenden und recht schweren Symptome, mit welchen ihre Erkrankungen einherzugehen pflegen, beruhen vielmehr im wesentlichen auf gewissen anatomischen Eigenschaften des Organes und seiner topographischen Lage in der Bauchhöhle.

Vermöge seiner eigenartigen Struktur ist die Milz dasjenige Organ des ganzen Körpers, welches wohl den größten Volumensschwankungen unterliegt. Infolge krankhafter Prozesse kann die Milz ganz enorme Größen erreichen und fast den ganzen vorderen Teil der Bauchhöhle ausfüllen. Es ist einleuchtend, daß so gewaltige Tumoren ihren Trägern sehr große Beschwerden machen müssen, die schon allein durch die Schwere des geschwollenen Organs bedingt sind. Die benachbarten Organe der Bauchhöhle werden natürlich infolge von Schwellung der Milz je nach dem Grade derselben komprimiert und in ihrer Funktion geschädigt. Der Milztumor, die Splenomegalie, ist daher bei der großen Mehrzahl der Erkrankungen dieses Organs das wichtigste Symptom und tritt bei ganz verschiedenen Krankheitsprozessen im wesentlichen in genau der gleichen, zum Teil recht eintönigen, Weise in die Erscheinung. Akute Infektionen, wie auch manche Intoxikationen, besonders solche mit Blutzerfall einhergehende, führen zu mehr oder weniger starken Schwellungen der Milz. Man hat die Milz als eine Art von Lymphdrüse des Blutes bezeichnet, weil sie im Kreislauf verteilte schädliche Stoffe, Parasiten wie Zerfallsprodukte von Körperzellen, zurückhält und in sich ablagert. Zum Teil auf dieser rein mechanischen Ablagerung und Anhäufung, zum Teil auf Hyperämie und Reaktion des Parenchyms beruhen die akuten Milztumoren. Ganz ebenso ist es bei den Milztumoren der chronischen Infektionskrankheiten, wo das Organ, wie bei der Malaria und der Intermittens, ganz enorme Größen erreichen kann. Andere Splenomegalien sind durch sekundäre oder primäre echte Geschwulstbildungen in der Milz bedingt. Die Beteiligung dieses Organs an den leukämischen und aleukämischen und einigen anderen Systemerkrankungen des leukopoetischen Apparates, wie z. B. der Lymphogranulomatose, ist bekannt. Es sei ferner auf den Milztumor hingewiesen, der in vielen Fällen von Erythrämie besteht. Eine eigenartige Systemerkrankung des hämatopoetischen Apparates mit vorzugsweiser Beteiligung der Milz ist die Splenomegalie vom Typus Gaucher.

Infolge ihrer eigenartigen Konsistenz und ihres Blutreichtums ist die Milz bei Gewalteinwirkungen, welche den Leib treffen, oft in schwerer Weise in Mitleidenschaft gezogen, ja mitunter das einzige verletzte Organ. Die Milzruptur, meist traumatischer Ätiologie, seltener spontan entstanden, wenn das Organ infolge seiner Brüchigkeit und starker Schwellung, dem Blutdruck nachgebend, zerreißt, wird uns daher auch beschäftigen, wenn es sich auch hier um ein Kapitel handelt, das zur Chirurgie engere Beziehungen hat als zur inneren Medizin. Aber die Milzkrankheiten bilden ja überhaupt ein Grenzgebiet zwischen innerer Medizin und Chirurgie, da bei der Mehrzahl derselben neuerdings die Splenektomie von allen therapeutischen Eingriffen die besten Resultate liefert.

Auch die Lageveränderungen der Milz haben großes klinisches Interesse. Die kongenitalen Mißbildungen des Organes, ihr kongenitales Fehlen, die Milzatrophie, sind auch ein interessantes, wenn auch praktisch weniger wichtiges Kapitel, da sie sich dem klinischen Nachweis entziehen und gewöhnlich erst bei der Obduktion oder gelegentlich zufälliger chirurgischer Eingriffe entdeckt werden.

Die wichtigste physiologische Rolle, welche die Milz im Organismus spielt, ist wohl ihre Mitbeteiligung bei dem Blutstoffwechsel. Die Erkenntnis ihrer Beziehungen zur Leber und zum Knochenmark sind Errungenschaften der jüngsten Zeit. In der Pathogenese vieler Anämien, sowohl der unter dem Sammelnamen der Anaemia splenica zusammengefaßten Affektionen, die mit einem großen Milztumor einhergehen, wie auch anderer Affektionen anämischer Natur, bei denen ein Milztumor fehlt, oder nur in geringem Maße hervortritt, spielt die Milz zweifellos eine hervorragende, zum Teil wohl auch primäre ätiologische Rolle. Die hierher gehörigen Affektionen werden in einem besonderen Abschnitte des Bandes von Eppinger besprochen werden.

Die Milzkrankheiten sind schon wiederholt Gegenstand einer monographischen Bearbeitung geworden. Aus der älteren Zeit seien die Arbeiten von Piorry, Giesker, Heinrich und Heusinger genannt, aus der zweiten Hälfte des vorigen Jahrhunderts die Monographien von Mosler und Birch-Hirschfeld, aus der neueren Zeit die Bearbeitungen von Kraus und von Litten.

Anatomische Vorbemerkungen.

Die Milz liegt im linken Hypochondrium, begrenzt vom Magen, vom Zwerchfell, vom Pankreasschweif, der Flexura coli sinistra und dem oberen Ende der linken Niere. Zwischen Zwerchfell und Milz spannt sich das Ligamentum phrenico-lienale, zwischen Magen und Milz das Ligamentum gastro-lienale. Das untere Ende der Milz ruht auf dem Ligamentum phrenico-colicum. Diese eben genannten Duplikaturen des Bauchfells bilden den serösen Überzug der Milz.

Ihre Konsistenz ist weich, ihre Farbe dunkelrot, ihre Gestalt eine längsovale und zeigt bei genauerer Betrachtung Eigentümlichkeiten ihrer Oberfläche, welche auf ihren topographischen Beziehungen zu den benachbarten Organen beruhen. Die äußere, dem Zwerchfell anliegende Fläche ist gewölbt, die innere der Bauchhöhle zugekehrte ist durch einen länglichen Vorsprung in zwei Abschnitte zerlegt, deren hinterer und unterer, die Superficies renalis, dem oberen Pol der linken Niere und dem Pankreaskopf anliegt und von ersterer eine schwache Vertiefung erhält. Der obere vordere Abschnitt, die Superficies gastrica, liegt dem Magenblindsack an. Dort, wo die Superficies phrenica in die Superficies renalis übergeht, also unten, ist eine stumpfe Kante, der Margo obtusus, vorhanden. Dagegen ist der obere vordere Rand, der Margo crenatus, welcher die Zwerchfellfläche von der Magenfläche trennt, schärfer und zeigt mehrere Einkerbungen. Das vordere untere Ende der Milz ist gewöhnlich breit und stumpf, das hintere spitzer. Der Vorsprung an der der Bauchhöhle zugewendeten Fläche zeigt mehrere Vertiefungen und trägt den Hilus der Milz, wo die Blut- und Lymphgefäße sowie die Nerven eintreten. Hier findet man stets einige Lymphknoten.

Die Länge der Milz beträgt nach Orth beim Erwachsenen 12—14 cm, die Breite 8—9, die Dicke 3—4 cm. Ihr Volumen beträgt nach Krause 221,5 ccm, ihr Gewicht 150—250 g, bei Neugeborenen ca. 10 g.

Die Milz folgt in ihrem Verlaufe der 9.—11. Rippe, so daß ihre Längsachse schräg steht. Ihr hinterer oberer Pol befindet sich in der Höhe des 10. Brustwirbels, von dem er etwa 2 cm weit entfernt bleibt, ihr vorderes und unteres Ende überragt ein wenig die Axillarlinie; ungefähr reicht der untere Milzpol bis zu einer Stelle oberhalb des Endes der 11. Rippe. Die an den unteren Milzpol grenzende Flexura coli sinistra hinterläßt hier an in situ gehärteten Milzen mitunter eine Impressio colica.

Die Entwicklung der Milz findet nach den Untersuchungen von Köllicker, His, Toldt, Bonnet und Kollmann aus dem Mesoderm des Urmesenteriums ohne Beteiligung des Entoderms statt.

Am Hilus treten Blutgefäße und Nerven sowie Lymphgefäße in die Milz ein bzw. aus. Bemerkenswert und auffällig ist das große Kaliber der Milzarterie, deren Äste Endarterien sind und der Milzvene. Die Folge der Weite der Milzarterie ist, daß es in der Milz außerordentlich leicht zu Infarkten kommt. Die Innervation der Milz erfolgt vom Nervus splanchnicus aus (Plexus lienalis). Reizung der Nerven bewirkt Kontraktion, Durchschneidung derselben Volumenszunahme der Milz.

Davon, daß das Volumen der Milz wechselt, kann man sich bei pathologischen Milzen oft überzeugen. Dasselbe gilt wohl auch für die normale Milz. Diese Volumensänderungen hängen mit dem wechselnden Blutgehalt des Organs zusammen. Die Leichenmilz ist viel kleiner als die des lebenden Organismus. Man ist oft bei Sektionen überrascht, wie viel kleiner die Milz ist, als man zu Lebzeiten des Patienten auf Grund der Untersuchung dachte. Gelegentlich von Splenektomien kann man sich davon überzeugen, wie außerordentlich die exstirpierte Milz zusammenschrumpft, wenn man die Ligaturen der Venen löst und das Blut herausfließen läßt. Das Gewicht der bluthaltigen und ausgebluteten Milz differiert beträchtlich.

Das Volumen der Milz ist während der Verdauung ein vermehrtes. Durchschneidung der Milznerven bewirkt gleichfalls Vergrößerung des Organs, Reizung Kontraktion desselben. Zum Teil beruhen die Volumenschwankungen der Milz auf der sehr großen passiven Dehnbarkeit des Organs, zum Teil auf der Wirkung der glatten Muskelfasern, die nicht nur die Gefäße begleiten, sondern auch in den Milzbalken verlaufen und bei manchen Säugetieren (Hund, Katze, Schwein) nach Gegenbaur in reichlicherer Menge als beim Menschen vorhanden sind.

Untersuchungsmethoden.

Bei der Untersuchung der Milz spielt die Palpation bei weitem die wichtigste Rolle. Aber auch die Inspektion und die Perkussion leisten unter Umständen gewisse Dienste für die Diagnostik. Auch mit Hilfe der Röntgenstrahlen läßt sich die Milz sichtbar machen. Schließlich ergibt die Punktion dieses Organs bei gewissen Krankheiten bemerkenswerte Ergebnisse.

Die normale Milz ist nicht sichtbar, Milztumoren dagegen lassen sich sehr häufig bereits mit dem Auge wahrnehmen. Je größer die Schwellung des Organs und je dünner und schlaffer die Bauchdecken, desto leichter läßt schon die Inspektion einen Milztumor erkennen. Man sieht in solchen Fällen eine Hervorwölbung in der Gegend des linken Hypochondriums, die auch die untersten knöchernen Teile des Thorax betreffen kann, und an dieser Hervorwölbung nehmen desto größere Abschnitte des Abdomens teil, je erheblicher die Schwellung ist. Bei sehr mageren Individuen erkennt man nicht nur den Rand der Milz, sondern bisweilen sogar die Inzisuren. Bei manchen Individuen wird im Stehen die vergrößerte Milz deutlicher sichtbar als im Liegen. Die respiratorischen Verschiebungen der vergrößerten Milz können deutlich erkennbar sein.

Die Perkussion der Milz ist nur mit großer Vorsicht diagnostisch verwertbar. Sie wird am besten ausgeführt, während der Patient sich in halber rechter Seitenlage befindet (Diagonallage) oder auch in aufrechter Stellung. Es kommt dabei darauf an, die Milz nach oben hin gegen die Lunge und nach unten hin gegen das Kolon, nach vorne hin gegen den Magen abzugrenzen. Es ist klar, daß die Nachbarschaft lufthaltiger Organe, von denen die Lunge einen Teil der Milz (das obere Ende und einen Teil des vorderen und hinteren Randes) bedeckt, die Ergebnisse der Perkussion sehr beeinflussen muß. Bei dem Magen und Darm kommt noch hinzu, daß Füllung derselben mit Speise bzw. Kot eine Abgrenzung der Milz nach dieser Richtung hin auf perkutorischem Wege oft ganz unmöglich macht. In der Gegend der 8.—9. Rippe links in der mittleren Axillarlinie beginnt der Perkussionsschall gedämpfter zu werden. Nach vorn und unten hin gelingt es bei leerem Magen bisweilen, die untere Milzgrenze festzustellen, die etwa in der Gegend der Linea costoarticularis liegt. Die Breite der Milzdämpfung beträgt etwa 4—6 cm. Bei Vergrößerung der Milz überschreitet die Dämpfung den linken Rippenbogen. Man perkutiere nur bei leerem Magendarmkanal. Im allgemeinen ist die Bestimmung der Milzgröße durch Perkussion (leises Klopfen!) wegen ihrer Unsicherheit ganz überflüssig und oft trügerisch. Nur das Fehlen der Milzdämpfung bei der Feststellung der Wandermilz ist von Bedeutung.

Bei weitem am wichtigsten ist die Palpation der Milz. Es heißt im allgemeinen, daß die normale Milz nicht palpabel ist. Litten behauptet aber, daß man bei grazilen Personen und besonders bei jugendlichen weiblichen Individuen bisweilen den unteren Milzrand deutlich fühlen kann, ohne daß eine pathologische Veränderung vorliegt. In solchen Fällen soll aber der palpatorische Befund etwas ganz Charakteristisches haben: „Der gegen die tastenden Finger wegen seiner Weichheit leise anschlagende scharfe Milzrand macht den Eindruck, als ob ein weiches, glattes, blattförmiges Organ von sehr mäßigem Querschnitt gegen die Fingerkuppen ganz leicht angedrückt wird." Sehr leicht kann man die Milz in Fällen von Enteroptose, die ja vorwiegend weibliche Individuen betreffen, fühlen. Ferner ist hervorzuheben, daß die Milz durch Ergüsse der linken Pleurahöhle, durch linksseitigen Pneumothorax, aber auch durch starkes Emphysem soweit nach unten gedrängt werden kann, daß sie leicht zu palpieren ist. Endlich lassen sich bei einer ganzen Reihe von Individuen geringe Vergrößerungen der Milz auf palpatorischem Wege feststellen, ohne daß eine Erkrankung des Organes vorliegt. Höchstwahrscheinlich handelt es sich in solchen Fällen um Residuen von vorausgegangenen Infektionskrankheiten oder von Rachitis.

Die Palpation der Milz wird am besten bimanuell vorgenommen. Der Patient befindet sich in halber rechter Seitenlage, der Arzt steht auf der rechten Seite des Krankenbettes dem Kranken zugekehrt, drückt sich mit der linken Hand die linke untere Thoraxhälfte entgegen, während die rechte unterhalb des linken Rippenbogens palpiert, während der Kranke tief atmet. Die Kostalzacken des Zwerchfells, welche mit den Zacken des Musculus transversus abdominis interferieren, können eine Milzvergrößerung vortäuschen (Leichtenstern)! Große Milztumoren lassen sich ohne diese Hilfsmittel natürlich fühlen. Je weicher Milztumoren sind, desto schwieriger ist ihr palpatorischer Nachweis.

Man fühlt bei größeren Milzen besonders auch die Inzisuren, deren Nachweis der beste Beweis dafür ist, daß der getastete Tumor als die vergrößerte Milz angesprochen werden darf. Man stellt durch die Palpation nicht nur die Größe, sondern auch die Konsistenz der Milz fest. Man fühlt eventuell Höcker, unter Umständen Fluktuation oder stellt eine glatte Beschaffenheit der Oberfläche fest. Höckerige Erhebungen brauchen nicht durch unregelmäßige Vergrößerungen des Milzparenchyms hervorgerufen zu werden, sondern können auch auf zirkumskripten Verdickungen der Milzkapsel infolge perisplenitischer Prozesse beruhen. Fluktuation kann selbst bei cystischen Tumoren fehlen, wenn dieselben tief im Innern des Organs sitzen oder zwar an der Oberfläche, aber im oberen Pol der Milz oder auf der Hilusseite. Bei frischeren perisplenitischen Affektionen fühlt man Reiben und Lederknarren.

Eine bemerkenswerte Erscheinung ist der sogenannte pulsierende Milztumor. Auf ihn ist in Deutschland zuerst von Gerhardt die Aufmerksamkeit gelenkt worden, doch soll ihn schon Nikolaus Tulpius 1652 beschrieben haben. Gerhardt beobachtete ihn in einem Falle von Malariamilz, in welchem gleichzeitig eine Aorteninsuffizienz bestand. Auch in einem Falle von kavernösem Angiom wurde Pulsation der Milz festgestellt.

Bisweilen kann es Schwierigkeiten machen, Milztumoren von Nierengeschwülsten zu unterscheiden. Zur Differentialdiagnose wird empfohlen, das Kolon aufzublähen. Bei Nierentumoren ist es dann auf der Oberfläche der Geschwulst als querverlaufender lufthaltiger Strang deutlich zu palpieren, während vergrößerte Milzen im allgemeinen das Kolon bedecken. Ich selbst beobachtete indessen einmal, daß das Kolon offenbar durch perisplenitische Prozesse mit der der Bauchwand zugekehrten Fläche einer stark vergrößerten Milz verwachsen war. Oestreich berichtet von einem identischen Sektionsbefund und sah in einem anderen Fall das Kolon quer über die vergrößerte Milz verlaufen, ohne daß perisplenitische Verwachsungen bestanden.

Wenn gleichzeitig die Leber stark vergrößert ist, besonders der linke Leberlappen, kann man Milz und Leber durch eine Aufblähung des Magens auseinanderweichen lassen. Bei der Auskultation der vergrößerten Milz hört man bisweilen Gefäßgeräusche. Ferner kann man auf diese Weise perisplenitisches Reiben wahrnehmen.

Die Punktion der Milz wurde in früheren Jahren sehr häufig ausgeführt, z. B. beim Typhus zum Nachweis der Bazillen, bei cystischen Tumoren der Milz, um Echinokokkencysten von nichtparasitären Cysten zu unterscheiden. Auch zum Nachweis von Malariaparasiten in zweifelhaften Fällen hat man die Milz punktiert. Für die Typhusdiagnose hat man diesen diagnostischen Eingriff ganz verlassen, da wir über bessere und einfachere Methoden verfügen. Bei Abszessen und Cysten warnen die meisten Autoren vor der Punktion, weil sie eine Infektion der Bauchhöhle befürchten. Neuerdings wendet man die Milzpunktion an, um die Bantische Krankheit von der klinisch bisweilen ähnlich verlaufenden aleukämischen Myelose zu unterscheiden (Hirschfeld). Bei letzterer Affektion kann man durch mikroskopische Untersuchung des Punktates myeloide Umwandlung nachweisen, die bei Banti stets fehlt. Endlich hat die Milzpunktion diagnostische Bedeutung zur Erkennung der mit großen Milztumoren einhergehenden Tropenkrankheit Kala-Azar, bei welcher man die Parasiten, die im Blute fehlen bzw. sehr selten sind, im Milzpunktat fast immer findet. Ferner hat man bei der Gaucherschen Splenomegalie im Milzpunktat die charakteristischen großen Zahlen nachweisen können. Die Milzpunktion in solchen Fällen ist sicher ungefährlich, wenn man dünne Kanülen nimmt, nicht zu viel Saft aspiriert und die Kranken zwei bis drei Tage nach dem Eingriff strenge Bettruhe innehalten läßt. In Fällen ausgesprochener hämorrhagischer Diathese und stark verzögerter Gerinnungsfähigkeit des Blutes wird man von diesem Eingriff absehen oder ihn nur nach der Laparotomie ausführen, so daß eventuell chirurgisch eingegriffen werden kann.

Man kann auch die normale und die pathologisch vergrößerte Milz mit Hilfe der Röntgenstrahlen sichtbar machen, sowohl bei der Durchleuchtung wie auf der photographischen Platte. Praktische Bedeutung hat aber bisher diese Untersuchungsmethode noch nicht erreichen können.

Angeborene Lageveränderungen, Mißbildungen der Milz, Nebenmilzen, Regeneration der Milz.

Angeborene Lageveränderungen der Milz werden zunächst beim Situs inversus angetroffen, wo sie im rechten Hypochondrium liegt. Man hat sie ferner in angeborenen Nabelbrüchen sowie in Zwerchfellhernien angetroffen. Einige ganz seltene Lageanomalien zitiere ich nach Litten. Preuß fand sie bei einem neugeborenen Mädchen mit Bauchspalte frei im Magen, nur durch Gefäße mit der Schleimhaut desselben verbunden. Klein fand sie bei einem weiblichen Anencephalen in der linken Brusthöhle, ebenso Blanchot und Otto. Löwenwald konstatierte sie fest auf der Rückenwirbelsäule angeheftet.

Besonders häufig bei Kindern, gelegentlich aber auch bei Erwachsenen zeigen sich Anomalien in der Form der Milz, die auf eine besonders starke Ausbildung der schon normalerweise vorhandenen Einkerbungen zurückzuführen sind und in einer Lappung bestehen (Lien succenturiatus). Zwischen einer exzessiven Kerbenbildung und einer vollkommenen Teilung der Milz in mehrere gesonderte Abschnitte, wie in dem in Abb. 1 abgebildeten Fall von Fürst, eine Lappenbildung der Milz eines Neugeborenen, finden sich alle Übergänge. Wenn derartige Nebenmilzen in unmittelbarster Nähe der Milzränder liegen, so führt man sie einfach auf eine exzessive Kerbenbildung mit folgender Abschnürung zurück. Häufiger sind alle diese Bildungen am Margo crenatus, seltener am

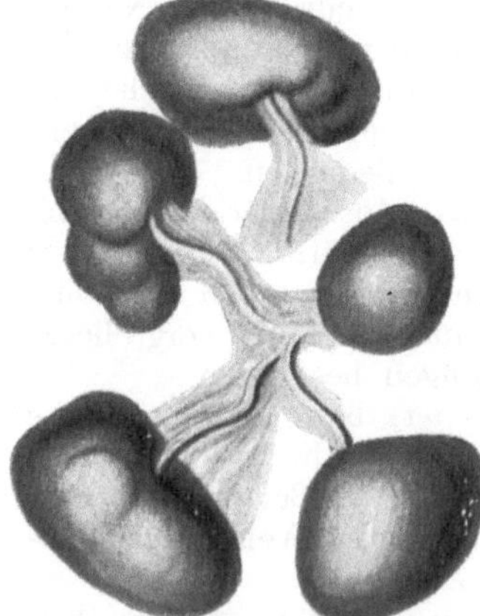

Abb. 1.   Kongenitale Lappenbildung der Milz (reproduziert nach einer Arbeit von Fürst im Anat. Anzeiger Bd. 21).

Margo obtusus. Haberer, der dieser Frage eine eingehende Studie gewidmet hat, gibt von diesen Verhältnissen instruktive Abbildungen. Genetisch anders aufzufassen ist nach demselben Autor eine zweite Gruppe von Nebenmilzen, Lienes accessorii, welche nicht mehr enge lokale Beziehungen zur Hauptmilz aufweisen, sondern an allen möglichen Stellen des Peritoneums liegen können. Sie sind gewöhnlich mit Mißbildungen der Hauptmilz und anderen Organen der Bauchhöhle kombiniert. Sogar in der Pankreassubstanz hat man solche Nebenmilzen gefunden. Diese Lienes accessorii verdanken ihre Entstehung höchstwahrscheinlich einer Keimversprengung. Sie bestehen übrigens nicht immer aus typischem Milzgewebe, und zeigen bisweilen lediglich nur die Struktur der Pulpa oder ein eigentümliches Gewebe, welches einen Übergang zwischen Milz- und Lymphdrüsengewebe darzustellen scheint. Im allgemeinen sind Nebenmilzen beider Arten, besonders aber Lienes succenturiati, namentlich bei Kindern, kein sehr seltener Befund, der natürlich immer nur gelegentlich von Obduktionen, seltener von Operationen gemacht wird.

Rokitansky berichtet über einen Befund von 20 Nebenmilzen, die hauptsächlich im Ligamentum gastrolienale saßen. Hyrtl nennt 40 als die größte beobachtete Zahl und führt 4 Fälle von Transpositio viscerum an, in denen er die Milz in 5—11 Teile zerlegt fand. Sie saßen im Ligamentum gastro-lienale und am Mesocolon transversum. Fürst hat eine aus 5 Teilen bestehende Milz beschrieben. Küttner erwähnt, daß man die Milz aus perlschnurartig aneinander gereihten Teilen bestehend im Ligamentum gastro-lienale finden kann. Schilling fand bei einer 47jährigen, an Uteruskarzinom verstorbenen Frau im großen Netz 42 Knötchen von Stecknadelknopf- bis Kirschkerngröße; die Hauptmilz fand sich an normaler Stelle, bestand aber aus drei Lappen. Tedeschi fand in einem Fall eine ektopische, etwas atrophische Milz mit Torsion des Stils und etwa 50 Nebenmilzen entlang den Milzgefäßen. Er glaubt, daß sich die Nebenmilzen auf Grund der Atrophie der Hauptmilz gebildet hätten. Am interessantesten aber ist ein Befund Albrechts, der bei einem 25jährigen, an Nephritis zugrunde gegangenen Mann neben einem vollständigen Mangel der linken Niere und einer Verbildung des Netzes 400 über das ganze Bauchfell verstreute Milzen feststellte.

Allen diesen Mißbildungen kommt zwar im allgemeinen ein großes theoretisches, aber nur ein geringes praktisches Interesse zu. Immerhin muß auch der Kliniker und insbesondere der Chirurg, diese Mißbildungen kennen, weil Fälle eintreten können, in welchen dieselben Überraschungen bringen können. So berichtet Témoin von einem Fall, in welchem eine akzessorische Milz eine Neubildung des Darmes vortäuschte und zu einem operativen Eingriff führte, und Sneath über eine andere, sehr interessante Beobachtung, wo bei einem Manne ein dritter Hoden vorhanden zu sein schien, der sich aber in Wirklichkeit als eine im Skrotum sitzende Nebenmilz erwies.

Nun sind aber auch wiederholt Nebenmilzen gefunden worden, welche nicht auf eine Entwicklungsanomalie zurückgeführt werden können, sondern von denen angenommen werden muß, daß sie im postembryonalen Leben erst entstanden sind. Höchstwahrscheinlich besitzt das gesamte Peritoneum die Fähigkeit, unter gewissen Bedingungen milzartige Gewebsneubildungen aus sich hervorgehen zu lassen.

Zunächst muß hier die Frage der Regenerationsfähigkeit der Milz erörtert werden. Sowohl nach experimentellen Entfernungen des Organs bei Tieren wie nach Splenektomien beim Menschen hat man die Entwicklung einer oder mehrerer neuer Milzen beobachtet. Philippeau berichtete schon im Jahre 1859 über die Regeneration der Milz bei drei jungen Ratten, nachdem er dieselbe 17 Monate vorher exstirpiert hatte. Peyrani aber, der an jungen Meerschweinchen arbeitete, kam zu dem Resultat, daß nach vollständiger Exstirpation der Milz eine Regeneration des Organs nicht stattfände. Diesen Widerspruch klärte dann Philippeau in erneuten Versuchen auf. Er konnte zeigen, daß sich die Milz dann regeneriert, wenn Reste derselben zurückgelassen werden. Nach den Versuchen von Mayer, Dannenberg, Griffini und Tizzoni über die Heilung von Milzwunden geht die Regeneration vom Peritonealüberzug der Milz und vom großen Netz aus. Laudenbach fand bei einem Hunde, dem er die ganze Milz bis auf einen unbedeutenden Rest exstirpiert hatte, zu dem der Blutzufluß durch Ligaturen verhindert war, nach 6 Monaten die Milz vollständig regeneriert.

Ähnliche und noch interessantere Beobachtungen sind aber auch beim Menschen gemacht worden. Faltin konstatierte 6 Jahre nach einer Splenektomie wegen Milzruptur zahlreiche milzartige Gebilde im Peritoneum verstreut. Beneke beschreibt folgenden Fall von Regeneration der Milz und Auftreten zahlreicher Nebenmilzen nach Totalexstirpation des Organs: Schrotschuß in die Milz, starker Bluterguß in die Bauchhöhle, Exstirpation der Milztrümmer und Reinigung der Bauchhöhle. 4 Jahre später Exitus infolge von Coronarsklerose. Die Sektion ergab eine pfirsichgroße und eine kirschgroße Milz im linken Hypochondrium, bestehend aus Pulpa, Follikeln, Trabekeln und derber Kapsel, ferner zahlreiche Nebenmilzen auf allen Darmschlingen von rauchgrauer Farbe und miliarer und übermiliarer Größe; dieselben bestanden nur aus Pulpa und Kapsel.]

Man geht wohl nicht fehl, wenn man annimmt, daß in Fällen wie die beiden letztgenannten infolge der Zertrümmerung der Milz kleinste, weitversprengte Gewebspartikelchen sich auf dem Peritoneum angesiedelt und hier weiter entwickelt haben.

Angeborener Mangel der Milz.

Daß der menschliche Organismus ohne Milz leben kann, beweisen außer den zahlreichen Fällen von Milzexstirpationen, die wegen Erkrankungen oder Verletzungen der Milz ausgeführt worden sind, am klarsten und unwiderleglichsten einige seltene Beobachtungen über angeborenen Mangel, Agenesie, der Milz, die gelegentlich von Sektionen erhoben werden konnten. Agenesie der Milz ist sowohl im Verein mit anderen Mißbildungen, namentlich häufig bei Anencephalen, wie auch isoliert, wiederholt festgestellt worden. Während des Lebens hatten die betreffenden Individuen keinerlei Störungen gezeigt, die auf einen Mangel der Milz hingewiesen hätten. Die Arteria lienalis fehlte in diesen Fällen vollständig. Orth weist darauf hin, daß man auf Grund dieser Tatsache am sichersten den angeborenen Defekt von der erworbenen völligen Atrophie unterscheiden kann. Über derartige Fälle berichten Mosler, Birch-Hirschfeld, Gruber, Koch und Wachsmuth, Sternberg, Heusinger. Sowohl bei Neugeborenen wie bei erwachsenen Individuen ist wiederholt Agenesie der Milz beschrieben worden.

Sehr ausführlich hat C. Sternberg eine Agenesie der Milz bei einer 73jährigen Frau beschrieben, die an einer ausgedehnten Lungentuberkulose zugrunde gegangen war. Er bildet auch den Situs dieses interessanten Falles ab. Die Entwicklung und Lagerung der übrigen Bauchorgane war sonst eine völlig normale. An Stelle der Arteria lienalis war ein schwächeres Gefäß vorhanden, welches das Pankreas versorgte und mit dünnen Ästchen im großen Netz endigte.

Toldt hat in seiner Monographie über „Die Darmgekröse und Netze im gesetzmäßigen und gesetzwidrigen Zustand" 17 Fälle zusammengestellt. Doch bestanden nur in vier von denselben keine anderweitigen Abnormitäten.

Bekanntlich hat man wiederholt bei Exstirpation der Milz bei Tieren und beim Menschen eine als vikariierende Reaktion aufgefaßte Schwellung der Lymphdrüsen gefunden. In den bekannt gewordenen Fällen von Agenesie der Milz konnte dieser Befund nur in einem Fall von Hodenpyl erhoben werden. Doch kann ich denselben nicht für einwandsfrei erklären, weil gleichzeitig auch eine Lymphknotentuberkulose bestand.

Die Milzatrophie.

Milzatrophie ist wiederholt beschrieben worden; sie entsteht nach Erkrankungen der verschiedensten Natur. Am häufigsten scheint sie im Senium zu sein. Orth erwähnt eine nur 15 g wiegende Milz, welche er bei der Sektion einer 62jährigen Frau fand, die an Hydrops infolge von chronischem Darmkatarrh und Herzhypertrophie gestorben war. Die nebenstehende Abbildung einer überaus atrophischen Milz stammt von einer 82jähr. Frau. Aus welchem Grunde hier die Atrophie eingetreten ist, ließ sich nicht feststellen. Orth erwähnt unter den zu Milzatrophie führenden Krankheiten senilen Marasmus und Kachexien verschiedener Art. Er glaubt auch, daß lang anhaltende Anämien zu einer Verkleinerung der Milz mit Runzelung ihrer Kapsel führen können. Man findet aber im allgemeinen keine Atrophien der Milz bei Anämien. Daß gelegentlich Atrophien höchsten Grades vorkommen, die sich ätiologisch nicht aufklären lassen, wird allgemein zugegeben.

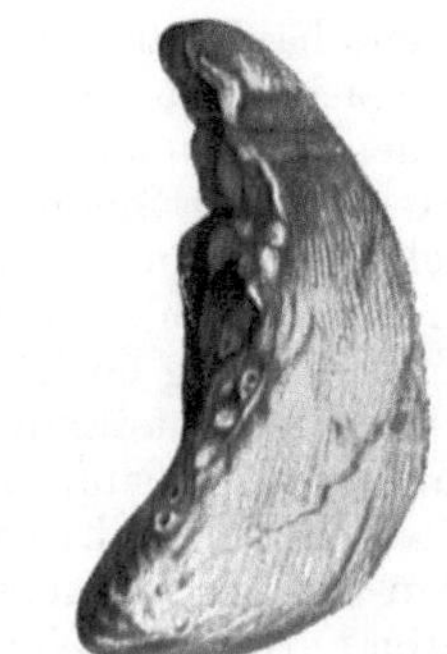

Abb. 2. Hochgradige Atrophie der Milz einer 82jähr. Frau. Natürl. Größe[1]).

Wiederholt hat man bei Wandermilzen die Entstehung einer Milzatrophie entstehen sehen und angenommen, daß die durch die Schwere der Milz verengten Gefäße nicht ausgereicht haben, um die für die Ernährung des Organs nötige Menge Blut noch hindurchlassen zu können.

Die Wandermilz.

Unter normalen Verhältnissen ist die Milz durch ihren Bandapparat und den Gegendruck der benachbarten Organe und der Bauchwand so fest fixiert, daß sie ihren Platz im linken Hypochondrium nicht verlassen kann und sich nur synchron mit den Bewegungen des Zwerchfelles bei der Atmung nach oben und nach unten bewegt. Besonders wichtig für die unverrückbare Lage der Milz ist das Ligamentum phrenico-colicum, auf welchem ihr unteres Ende ruht.

Vorbedingung für eine erhöhte Beweglichkeit der Milz sind entweder Lockerungen des Bandapparates oder Dislokationen der benachbarten Organe. Von letzteren kommt in erster Linie die Bauchwand in Frage. Eine Erschlaffung ihrer Muskulatur, die den Druck im Innern der Bauchhöhle herabsetzt, wirkt auf die Befestigung der Milz nicht günstig ein. Da eine Erschlaffung der Bauchmuskulatur mit einer allgemeinen Enteroptose verbunden ist, so treffen wir am häufigsten die Wandermilz bei diesem Zustand an, den man ja vorwiegend beim weiblichen Geschlecht findet. Unter solchen Umständen wird es gewöhnlich sekundär zu einer Lockerung der Aufhängebänder der Milz kommen. Erst wenn das eingetreten ist, ist der Milz die Möglichkeit geboten, ihre Lage im Abdomen zu verändern. Also die Enteroptose als Folge einer Erschlaffung der Bauchmuskulatur tritt zuerst ein. Dann erst kann die Erschlaffung des Bandapparates sekundär eintreten, braucht es aber nicht, denn wir kennen ja zahlreiche Fälle von Enteroptose ohne Wandermilz. Für die Erschlaffung des Bandapparates kommen einmal angeborene Eigentümlichkeiten desselben in Frage, abnorme Länge, zu geringe Widerstandsfähigkeit gegen Druck und Zug. Aber auch sekundäre Erkrankungen desselben, z. B. auf Grundlage einer Peritonitis, können seine Elastizität herabsetzen.

Besonders disponiert aber eine pathologische Vergrößerung der Milz zur Dislokation des Organes. Es ist ja klar, daß eine schwerere Milz bei vorhandener Disposition — verminderter Binnendruck in der Bauchhöhle und

---

[1]) Alle Abbildungen, soweit sie nicht Reproduktionen aus anderen Publikationen sind, stammen von Präparaten aus der Sammlung des pathologischen Institutes des städt. Krankenhauses Moabit in Berlin. Herrn Geh.-Rat Prof. Dr. Benda spreche ich für die Überlassung derselben meinen verbindlichsten Dank aus.

Erschlaffung der Aufhängebänder — leichter zur Wandermilz werden muß als eine Milz von normaler Größe und normalem Gewicht. So sieht man denn auch besonders häufig bei Milztumoren das Auftreten der Wandermilz. Besonders häufig bei Malaria, aber auch bei den verschiedenen Formen der Anaemia splenica, bei hämolytischem Ikterus, bei Leukämie, Aleukämie, bei chronischen Milztumoren, die nach akuten Infektionskrankheiten zurückgeblieben sind, und bei Splenomegalien anderer Art kann diese Lageanomalie auftreten. Auch das Trauma kann ätiologisch eine Rolle spielen, wenn es auch wahrscheinlich ist, daß im allgemeinen nur eine bereits bewegliche Milz infolge einer Gewalteinwirkung noch beweglicher werden kann. Eine ganze Reihe solcher Fälle traumatisch entstandener, vielleicht aber auch nur traumatisch verschlimmerter Wandermilzen sind in der Literatur beschrieben worden. So berichtet Pirotaix (zit. nach Thiem) von einer 35jährigen Frau, bei der nach Fall auf einen Stein heftige Schmerzen in der linken Unterrippengegend und Erbrechen eintraten. Nach 6 Wochen war die 9 cm breite und 15 cm lange Milz im großen Becken zu fühlen. Reczek (zit. nach Thiem) sah nach einem Fall von der Treppe eine Milz in der Gegend des Beckeneinganges liegen. Litten berichtet von einer 32jährigen Näherin, die im Dunkeln von der Treppe stürzte, wonach Erbrechen und Schmerzen in der linken Seite auftraten. Nach 7 Wochen wurde die Milz unterhalb des Nabels, mit dem Hilus nach oben und rechts gedreht, festgestellt. Man muß annehmen, daß in solchen Fällen plötzliche Einrisse in die Ligamente stattgefunden haben. Nicht nur durch Fallen und Springen, durch äußeren Stoß und Druck, sondern auch durch starke Anstrengungen der Bauchpresse können derartige Zufälle eintreten.

Die Wandermilz kommt beim weiblichen Geschlecht natürlich viel häufiger vor als bei Männern, bei denen ja auch die disponierende Enteroptose viel seltener ist.

Symptome. Bisweilen machen Wandermilzen gar keine Symptome und werden nur gelegentlich von Untersuchungen festgestellt. Wenn die Milzen nicht sehr groß und nicht sehr beweglich sind, kann das Fehlen von subjektiven Beschwerden ja auch nicht weiter auffallen. Ähnlich ist es ja auch bei der Wanderniere. Sicherlich ist auch das Vorhandensein oder Fehlen von Beschwerden abhängig von der Sensibilität der betreffenden Patienten.

In den meisten Fällen aber machte die Wandermilz leichtere oder stärkere Beschwerden. Zum Teil, besonders dann, wenn die Milzen groß sind, fühlen die Patientinnen, daß sie eine bewegliche Geschwulst im Leibe haben und klagen über Druck-, Suppressionsgefühl und Schmerzen. Der Sitz dieser Schmerzen ist bald die Milz selbst bzw. ihre Aufhängebänder, oder die Schmerzen strahlen auch in andere Körperregionen aus. Durch Zerren und Druck des Magens und Darms entstehen auch von seiten dieser Organe vielfach Beschwerden, wie Übelkeit, Erbrechen, Verdauungsstörungen allgemeiner Natur. Auch können sich nervöse Störungen hinzugesellen, wie Schlaflosigkeit, Kopfschmerzen, Schwindelgefühl. Druck auf die Blase kann Urindrang erzeugen, Störungen der Menstruation sind höchst wahrscheinlich durch Druck auf den Uterus oder die Ovarien bedingt. Druck auf das Rektum erzeugt Tenesmus, Kompression der Nervenstämme der unteren Extremität Parästhesien in denselben. Alle diese Beschwerden können dadurch besonders hohe Grade erreichen, daß es zu peritonitischen Verwachsungen zwischen der Milz und den betreffenden Organen kommt. Wiederholt ist es daher in derartigen Fällen zu ileusartigen Erscheinungen gekommen, und Coumans und de Cnaep (zit. nach Litten) beschreiben sogar, daß durch Kompression von seiten der in die rechte Darmbeinschaufel herabgesunkene Milz der Tod durch Darmverschlingung eingetreten ist. Auch Gangrän des Magens und Erweiterung desselben durch starken

Zug von seiten der großen und schweren, stark beweglichen Milz hat man eintreten sehen.

Eine besonders üble Komplikation ist unter Umständen die Stiltorsion der Wandermilz, welche einen Symptomenkomplex hervorruft, welcher der Stiltorsion der Ovarialtumoren sehr ähnlich ist. Die Folge einer solchen Torsion ist eine Verlegung der Blutgefäße und damit ein Aufhören der Ernährung des Organs. Infolgedessen kommt es zur Nekrose, schließlichen Atrophie und Schrumpfung, eventuell zur völligen Erweichung des Organs, je nach dem Grade des Gefäßverschlusses. Man hat sogar beobachtet, daß die auf diese Weise atrophierte Milz sich als Corpus liberum in der Bauchhöhle befand. In den meisten Fällen schafft eine Stieltorsion der Milz einen so bedrohlichen Symptomenkomplex, daß sofortiges chirurgisches Eingreifen erforderlich ist.

Einen sehr lehrreichen Fall dieser Art beschreibt v. Salis. Eine 28 jährige Fabrikarbeiterin, die schon seit Jahren an Leibschmerzen litt, bekam plötzlich in der Nacht einen besonders starken und krampfartigen Schmerzanfall im Leibe, der besonders links lokalisiert war. Die Untersuchung der etwas kollabierten Patientin ergab eine ausgesprochene Dämpfung der ganzen linken Bauchhälfte und eine Druckempfindlichkeit daselbst. Von der Vagina aus fühlte man im vorderen Douglas eine harte Resistenz. Man dachte an die Stieltorsion einer linksseitigen Ovarialcyste und schritt zur Laparotomie. Es zeigte sich bei der Öffnung des Leibes eine enorm vergrößerte Wandermilz, die sofort rupturierte, weswegen man sich zur Exstirpation entschloß. Dabei zeigte sich, daß der Stiel torquiert war. Die Untersuchung der Milz ergab eine totale hämorrhagische Infarzierung derselben. Die Patientin starb nach einigen Tagen infolge Embolie beider Lungenarterien aus einem Thrombus der Vena lienalis, der bis in die Vena portae reichte. In denjenigen Fällen, in welchen sich an die Stieltorsion eine Atrophie der Milz angeschlossen hat, sozusagen also eine Art von Selbstheilung zustande gekommen ist, muß man annehmen, daß die Gefäßverlegung eine allmähliche gewesen ist.

Diagnose. Die Diagnose einer Wandermilz wird entweder gelegentlich zufälliger Untersuchung des Abdomens gestellt, oder auf Grund einer durch die oben genannten Beschwerden veranlaßten Exploration. Sie ist im allgemeinen leicht, da es sich ja immer um Individuen mit Enteroptose handelt und die Formen der Milz außerordentlich charakteristische sind. Wichtig ist der Nachweis des Fehlens der Milz an ihrem gewöhnlichen Sitz, der dadurch geführt wird, daß man das Fehlen der Milzdämpfung nachweist. Die Diagnose wird in den meisten Fällen noch dadurch besonders leicht, daß es gewöhnlich vergrößerte Milzen sind, welche disloziert werden. Eine Verwechselung mit Wandernieren, beweglichen Tumoren der Ovarien, des Uterus oder anderer Organe werden so leicht nicht vorkommen. Schwierig ist nur die Diagnose der Stieltorsion einer Wandermilz, da bei der großen Schmerzhaftigkeit des Bauches und der dadurch hervorgerufenen starken Bauchdeckenspannung von einer Palpation der charakteristischen Milzformen nicht die Rede sein kann. Man wird sich daher in solchen Fällen gewöhnlich mit der Diagnose: ,,Stieldrehung eines intraabdominellen Tumors'' begnügen müssen. Man findet die Milz in leichteren Fällen nicht sehr weit entfernt von ihrem gewöhnlichen Sitz, nur tiefer in die Bauchhöhle herabgerutscht, aber meist ohne Mühe reponierbar. Man kann sie aber auch an ganz anderen Stellen in der Bauchhöhle antreffen, in der Gegend der Darmbeinschaufeln, tief im Becken, so daß sie vaginal zu palpieren ist. Als Inhalt einer herniösen Geschwulst der Leistengegend wurde sie von Morgagni und Ruysch gefunden. Abgesehen von krankhaften Zuständen kann sie infolge der Dislokation hypertrophieren, aber auch atrophieren.

Geringe Grade von Wandermilz, welche den Kranken keine subjektiven Beschwerden machen, bedürfen keiner besonderen Behandlung. Bei stärkeren Graden von Wandermilz muß man eine Leibbandage ev. mit Pelotte empfehlen. Ist die Dislokation eine sehr große, die Schwellung der Milz eine beträchtliche, sind die Beschwerden erhebliche, so kommt ein chirurgischer Eingriff in Frage. Man kann eine Splenopexie versuchen, muß aber im allgemeinen, wenn Schwierigkeiten drohen, die Milzexstirpation vornehmen. Sofortiges chirurgisches Eingreifen erfordert natürlich die Stieltorsion der Wandermilz, und zwar kommt hier nur die Splenektomie in Frage. Nach einer Zusammenstellung von Vulpius, die 40 Fälle von Splenektomie wegen Lien migrans umfaßt, beträgt die Mortalität 32,5 %.

Der Milzinfarkt.

Der Milzinfarkt ist keine selbständige Erkrankung dieses Organs, sondern eine Sekundärerscheinung, die sich im Gefolge anderer Allgemeinerkrankungen gelegentlich einstellt. Daher findet man am häufigsten Infarkte in Milzen, die bereits andere Veränderungen aufweisen, besonders häufig beim infektiösen Milztumor.

Wie in anderen Organen, so kommen auch in der Milz Infarkte als Folgen von Embolien zur Entwicklung, seltener durch Thrombosen. Da die Milzarterie ein sehr großes Kaliber hat, wird sie sehr leicht von kleinen Emboli passiert und da die Arterien der Milz Endarterien sind, muß es im Falle einer Embolie zu Infarkten kommen. Dieselben sind hämorrhagischer, häufiger aber anämischer Natur. Sie können vereinzelt oder multipel auftreten. Ihre Größe ist abhängig von dem Umfang des Lumens der verlegten Arterie. Wird der Hauptstamm der Milzarterie durch einen Embolus verschlossen, so kommt es zu einer Nekrose des ganzen Organs. Frische Infarkte prominieren etwas an der Oberfläche der Milz und zeichnen sich gegenüber dem benachbarten Parenchym durch ihre größere Härte aus. Das Schicksal der Infarkte hängt von der Natur des Embolus ab. War derselbe ein blander, nicht infektiöser, so entsteht allmählich an der Stelle des Infarktes durch langsame Resorption der nekrotischen Massen und die Entwicklung eines gefäßhaltigen Granulationsgewebes ein fibröses Narbengewebe, welches eine Einziehung an der Oberfläche der Milz zur Folge hat. So kann es bei multiplen Infarkten zu lappigen Einziehungen und Einkerbungen des ganzen Organs kommen. Die Kapsel ist an diesen Stellen verdickt und oft bestehen Adhäsionen mit der Nachbarschaft.

Solche Infarkte entstehen gelegentlich bei allen Krankheiten, die zur Embolie führen, namentlich bei akuter Endocarditis des linken Herzens, Klappenfehlern, Atherom der Aorta, Aneurysmen derselben. Eine sehr bemerkenswerte Beobachtung über die Entstehung von Milzinfarkten im Anschluß an eine Thrombose der Arteria lienalis beschreibt Litten. In dem von ihm beobachteten Falle hatte ein perforierendes Magengeschwür die Arteria lienalis arrodiert. Von dem hier entstehenden Thrombus hatten sich dann wiederholt Emboli losgelöst und kleinere Arterien der Milz verstopft. Dadurch waren mehrere Infarkte entstanden, deren einer abszediert war.

Bei infektiösen Embolien, wie sie besonders bei ulzeröser Endocarditis vorkommen, entsteht schließlich eine eitrige Einschmelzung des Infarktes mit Abszeßbildung, die nach außen perforieren kann. Seltener können auch diese infektiösen Infarkte vernarben. Die Infarkte, welche man so häufig in leukämischen Milzen findet, sind thrombotischer Natur, wie wohl überhaupt die meisten Infarkte vergrößter Milzen, wenn die Grundkrankheit eine Embolie unwahrscheinlich macht.

Symptomatologie. In den meisten Fällen findet man erst bei der Sektion einen oder mehrere Infarkte in der Milz, ohne daß während des Lebens ein Symptom auf diese Veränderung hingewiesen hätte. Bisweilen aber treten schon während des Lebens Erscheinungen auf, welche die Vermutung und manchmal sogar die Gewißheit eines Infarktes erwecken. Die Diagnose kann natürlich nur bei solchen Krankheiten mit Wahrscheinlichkeit oder Sicherheit gestellt werden, die erfahrungsgemäß zu Infarkten disponieren, in erster Linie also bei gewöhnlicher oder ulzeröser Endokarditis, wie sie als selbständige Krankheit oder sekundär bei allen Arten von Infektionskrankheiten auftritt. Wenn in solchen Fällen plötzlich ein heftiger Schmerz in der Gegend des linken Hypochondriums auftritt, ev. verbunden mit bald danach einsetzender Temperatursteigerung oder sogar Schüttelfrost, wenn ferner, wie es bisweilen vorkommt, noch eine Zunahme des Volumens der Milz und eine besondere Schmerzhaftigkeit des Organs bei der Palpation und Perkussion sich nachweisen läßt, muß man immer an einen Infarkt denken. Morawitz konnte in einem Falle eine typische Headsche Zone, die auf eine Erkrankung der Milz hindeutete, nachweisen. Die Symptome werden desto schwerere sein, je mehr die Kapsel beteiligt ist, und besonders bei infektiösen Embolien infolge der bald entwickelten Abscedierung sehr starke und unangenehme werden.

Therapie. Von einer Behandlung des Milzinfarktes kann natürlich nur in den Fällen die Rede sein, in welchen er subjektive Erscheinungen macht. Man muß sich hier auf eine symptomatische Behandlung beschränken und wird versuchen, durch lokale Eisapplikationen und Narkotika, sowie durch Empfehlung strengster Ruhe, welche durch die Grundkrankheit ja sowieso geboten ist, die Schmerzen zu lindern. Oft heilen Milzinfarkte spontan unter Narbenbildung. Im übrigen muß man sich abwartend verhalten, da wir keine Mittel besitzen, auf die weitere Entwicklung des Infarktes einzuwirken. Bei stürmischen peritonitischen Erscheinungen kommen ev. chirurgische Maßnahmen in Frage,

Der Milzabszeß (Splenitis suppurativa).

Abszesse in der Milz können aus verschiedenen Ursachen entstehen. Sie kommen entweder dadurch zustande, daß entzündliche und eitrige Prozesse der Nachbarschaft in die Milz perforieren, oder aber dadurch, daß sich nur in der Milz Eitererreger festsetzen. Perinephritische Eiterungen, jauchige Krebse des Magens oder Magengeschwüre, sowie Empyeme der linken Pleurahöhle können auf die Milz übergreifen. Wohl die häufigste Ursache von Milzabszessen sind embolische Infarkte bei ulzeröser Endocarditis oder eitrigen Prozessen in anderen Organen. Ich selbst sah die Entwicklung eines Milzabszesses nach einer Furunkulose. Bei Typhus abdominalis, besonders häufig bei Typhus recurrens, ferner bei Sepsis hat man auch Milzabszesse beobachtet. Bessel-Hagen beschrieb Vereiterung der Milz und Nekrose nach gangränösem Schanker, sowie multiple lienale Abszesse infolge von Appendizitis. Endlich können sowohl direkte Verletzungen der Milz, wie subkutane Rupturen derselben zur Vereiterung führen. Omi beschreibt die Entwicklung eines Milzabszesses nach einem Faustschlag gegen eine Malariamilz.

In manchen Fällen sind die Milzabszesse nur klein und multipel, in anderen aber so groß, daß die ganze Milz einen schlaffen mit Eiter und nekrotischen Gewebsfetzen gefüllten schwappenden Sack darstellt.

Milzabszesse können in die Nachbarschaft durchbrechen. Am gefährlichsten ist die Perforation in die freie Bauchhöhle. Seltener kommen Perforationen in das Nierenbecken, nach außen oder in den Magen bzw. Darm vor, relativ häufig in die linke Pleurahöhle.

Kleine Milzabszesse können ganz symptomlos verlaufen und wohl auch spontan heilen. Sie werden häufig wohl Fieber machen, ohne daß es gelingt, die Ursache desselben festzustellen. Aber sowohl kleine Milzabszesse, wie ganz große, können fieberlos verlaufen. Nicht immer bestehen ausgesprochene Schmerzen in der Milzgegend, die wohl gewöhnlich erst dann auftreten, wenn die Kapsel mit in den Bereich der Entzündung gezogen wird, und durch die Spannung des sich vermehrenden Eiters sensible Reizerscheinungen hervorruft. Wenn die Abszesse eine gewisse Größe erreichen, entwickelt sich ein fühlbarer und vielfach schmerzhafter Milztumor. Selten nur ist Fluktuation nachweisbar. Die Feststellung eines fühlbaren schmerzhaften Milztumors, ev. mit Eiterfieber, wird natürlich stets in hohem Maße die Diagnose Milzabszeß wahrscheinlich machen. Wenig geachtet worden ist bisher auf das Verhalten der Leukocyten, das namentlich in fieberlosen Fällen von großer diagnostischer Bedeutung ist. Bessel-Hagen fand in einem Fall, der sich im Anschluß an einen gangränösen Schanker und Epityphlitis entwickelt hatte, starke Leukocytose. Ich selbst konstatierte bei dem oben erwähnten Milzabszeß nach Furunkulose bei andauernd ca. 30 000 Leukocyten einen großen, nicht fluktuierenden und nicht schmerzhaften Milztumor. Hier wurde die Diagnose erst gestellt, als sich ein Pleuraempyem entwickelte und Fieber auftrat.

Die Diagnose der Milzabszesse gilt im allgemeinen als recht schwierig. Am wertvollsten ist die Anamnese. Bei hektischem Fieber nach dem Ablauf eines Typhus oder eines Typhus recurrens ohne Rückgang des Milztumors oder gar Vergrößerung desselben, beim Auftreten von Schmerzen in der Milzgegend und Eiterfieber bei Ulcus ventriculi oder Magenkarzinom, bei ulzeröser Endocarditis, wird man immer an Milzabszesse denken müssen. In einem Bruchteil dieser Fälle, besonders bei großem Milztumor (Phthisis lienis) wird die Diagnose nicht allzuschwierig sein, besonders dann, wenn noch Fluktuation des Milztumors hinzukommt.

Zentrale und kleine Milzabszesse werden sich dagegen gewöhnlich der Diagnose entziehen.

Eine Probepunktion der Milz ist in allen derartigen Fällen von größter diagnostischer Bedeutung. Doch sieht man sie neuerdings mit Recht als gefährlich an und Kehr empfiehlt sie nur dann auszuführen, wenn man in der Lage ist, unmittelbar darauf operativ einzugreifen. Die Therapie des Milzabszesses muß stets eine chirurgische sein. Ob gegebenen Falles die Splenektomie ausgeführt werden kann, oder ob man sich aus technischen Gründen mit einer Splenektomie mit Entleerung des Eiters und nachfolgender Drainage begnügen muß, wird in jedem Falle dem chirurgischen Sachverständigen zu überlassen sein. Nach einer Statistik von Bessel-Hagen wurden 7 Fälle durch Splenektomie geheilt, 11 durch Inzision.

Die Perisplenitis.

Es gibt wohl kaum eine Erkrankung der Milz, bei welcher nicht gelegentlich entzündliche Veränderungen der Kapsel in die Erscheinung treten. Aber auch allgemeine Peritonitiden, sowie entzündliche Erkrankungen benachbarter Organe können die Milzkapsel in Mitleidenschaft ziehen. Man findet daher sehr häufig an kranken, aber auch an gesunden Milzen perisplenitische Veränderungen.

Bei akuten entzündlichen Veränderungen im Bereiche der Milzkapsel findet man fibrinös-eitrige Beläge auf der Oberfläche des Organs. Dieselben können die Ursache großer spontaner und Druckschmerzhaftigkeit der Milz sein. Höchstwahrscheinlich rühren die Schmerzen, die man bisweilen bei akuten infektiösen Milztumoren, bei Infarkten und Abszessen sowie bei Geschwülsten der Milz findet, soweit sie nicht auf die starke Dehnung der Kapsel bezogen werden können, von entzündlichen Veränderungen derselben her.

Man kann wohl annehmen, daß leichtere Grade akuter Perisplenitiden restlos verschwinden, höhere Grade führen wohl stets zu dauernden chronischen Veränderungen.

Meistens bestehen dieselben in perisplenitischen Verwachsungen mit den benachbarten Organen, die sich bei operativen Eingriffen recht störend bemerkbar

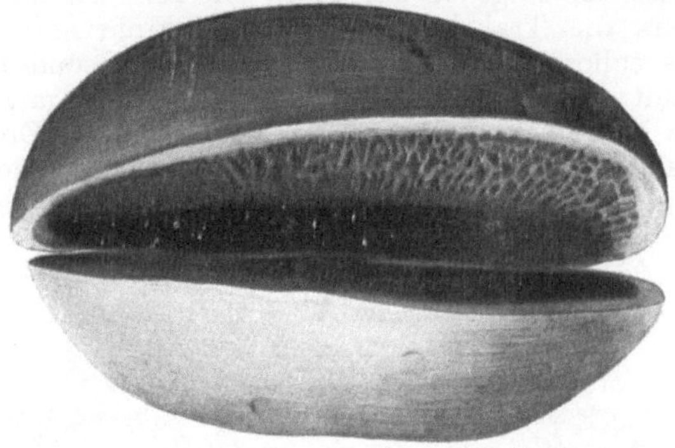

Abb. 3. Schwielige Verdickung der Milzkapsel.

machen und namentlich die Splenektomie recht schwierig gestalten können. Besonders häufig bestehen Verwachsungen mit dem Magen, dem Zwerchfell und dem Kolon. Fast in allen Fällen von chronisch vergrößerten Milzen, so besonders bei der Malaria, bei der Leukämie, beim Morbus Banti, oft auch beim hämolytischen Ikterus findet man solche Verwachsungen in mehr oder weniger großer Zahl. Bemerkenswert ist, daß auch im Gefolge von Röntgen-

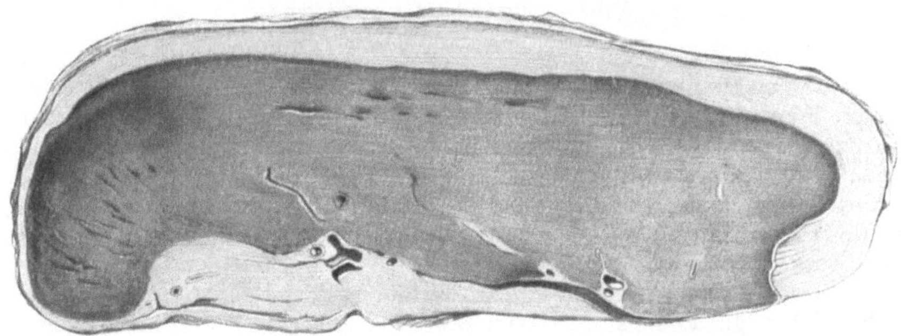

Abb. 4. Perisplenitis callosa bei Leberzirrhose.

bestrahlungen vergrößerter Milzen akute wie chronische Perisplenitiden entstehen können.

Während die perisplenitischen Verwachsungen praktisch nur bei operativen Eingriffen, besonders bei der Splenektomie eine Rolle spielen, haben diejenigen chronischen Perisplenitiden, welche zu einer produktiven Entzündung der gesamten Milzkapsel führen, eine größere klinische Bedeutung. Die Milzkapsel kann in solchen Fällen oft mehrere Millimeter dick werden, wie nebenstehende Abbildungen 3 und 4 zeigen. Manchmal aber kommt es auch zu zahlreichen oft knorpelharten höckerigen Bildungen ‚auf der Milzoberfläche (Perisplenitis cartilaginea) (Abb. 5) und in solchen Fällen pflegt man gewöhnlich dauernd bei Inspirationen starke Reibegeräusche zu fühlen und zu hören, die oft an Lederknarren erinnern. Meistens gehen wohl derartige entzündliche Veränderungen aus eitrigen Prozessen hervor. Zuweilen findet man nach Orth noch Reste des ehemaligen Exsudates zwischen den fibrösen Verdickungsmassen sitzen, die verfettet, verkäst oder verkalkt sind. Die Ablagerung von Kalksalzen in der verdickten Milzkapsel kann solche Dimensionen annehmen, daß das ganze Organ wie von einer Kalkschale umgeben ist. Auch ein Teil des oberflächlichen Parenchyms, besonders die Trabekeln, können Kalkinkrustationen aufweisen. Diese Perisplenitis callosa kann klinisch durch Druck und Reizung der benachbarten Abschnitte des Bauchfells und der übrigen Organe des Abdomens sehr unangenehme Beschwerden machen. Ganz kolossale Dimensionen hatte die Perisplenitis callosa in einem Falle, der von Aschheim mitgeteilt werden wird, angenommen, wo die bei einer Frau durch einen harten Milztumor

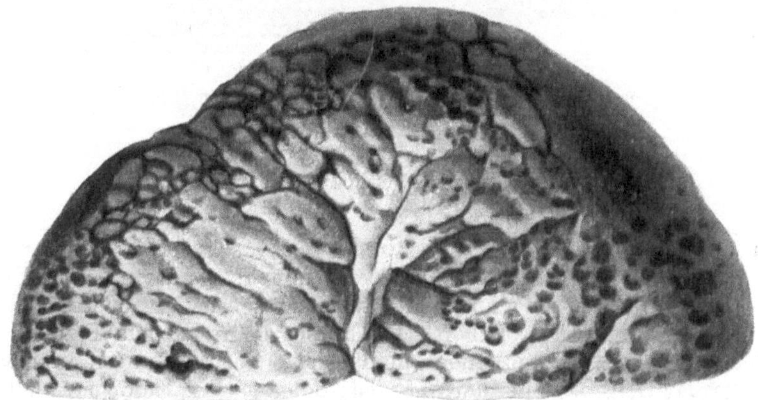

Abb. 5.   Perisplenitis cartilaginea.

hervorgerufenen Beschwerden so unerträgliche waren, daß die Exstirpation der Milz von Franz vorgenommen werden mußte. Die exstirpierte Milz war hier von ganz enormen Kalkmassen umgeben, deren eine als ein steinharter Tumor von der Gestalt einer vielfach vergrößerten Zunge imponierte. In diesem Falle war also die Perisplenitis klinisch als selbständige Krankheit aufgetreten und hatte die Indikation zur Splenektomie abgegeben. Ein anderer derartiger Fall in der Literatur ist nicht bekannt. Sonst tritt die Perisplenitis nur als Komplikation irgend einer anderen Milzaffektion in die Erscheinung. Sie macht in vielen Fällen gar keine subjektiven Beschwerden, selbst wenn Reibegeräusche vorhanden sind. Bisweilen aber macht sie auch Schmerzen, die man symptomatisch durch Applikation von Jodtinktur, durch Kälteanwendung und Narkotika bekämpfen wird. Auch Schröpfköpfe und Sinapismen auf der Milzgegend kommen in Frage.

Die Amyloidmilz.

Die Milz ist eine Prädilektionsstelle für die amyloide Degeneration. In der Mehrzahl der Fälle ist sie ausschließlich oder wenigstens vorzugsweise ergriffen. Nach Davidsohn spielt sie insofern eine besondere Rolle bei diesem Krankheitsprozeß, als sie ein die Amyloidbildung bedingendes Ferment abscheidet.

Alle zu Kachexie führenden Krankheitsprozesse, Tuberkulose, alte Syphilis, maligne Tumoren, langdauernde Eiterungen, chronische Malaria und andere ähnliche Leiden führen bekanntlich zu Amyloid und gelegentlich auch zu Amyloid der Milz. Den ersten Platz in dieser Hinsicht nimmt sicherlich die Tuberkulose ein. Litten gibt an, daß in 70 % seiner eigenen Amyloidfälle Tuberkulose bestand, darunter in 31 % gleichzeitig kompliziert mit tuberkulösen Darmgeschwüren.

Diese pathologische Veränderung der Milz betrifft entweder die Follikel oder die Pulpa, oder beide Teile zur gleichen Zeit. Die amyloide Degeneration der Milzfollikel, zuerst von Virchow entdeckt, führt zu einem eigentümlichen Aussehen der Milz auf der Schnittfläche, weshalb Virchow dafür seiner Zeit den Namen „Sagomilz" einführte. Sie ist meist nicht mit einer Vergrößerung des Organs verbunden und hat daher nur pathologisch-anatomisches Interesse. Dagegen führt das Amyloid der Pulpa allein, wie in Verbindung mit dem Follikelamyloid oft zu einer nicht unbedeutenden Vergrößerung der Milz und daher zu klinischen Symptomen. Man spricht dort, wo die Pulpa amyloid degeneriert ist, von „Speckmilz" oder „Schinkenmilz."

Diese Speckmilzen führen gelegentlich zu subjektiven Beschwerden. Es kann ein dumpfer Schmerz in der Milzgegend vorhanden sein, sowie das Gefühl von Völle und Schwere im linken Hypochondrium. Litten berichtet, daß man bei der eigentlichen Speckmilz zuweilen kolossale Grade von Vergrößerungen findet, die zuweilen so rapid eintritt, daß dadurch die Milzkapsel enorm gespannt und gedehnt wird. Er hat in solchen Fällen ganz eminente Schmerzhaftigkeit der Milz beobachtet, die sogar die Anwendung schmerzstillender Mittel nötig machte. Immerhin ist die Zahl der Fälle, in denen eine Amyloidmilz dem Kranken Beschwerden macht, recht selten.

Häufig wird der Arzt in der Lage sein, bei Milztumoren im Laufe kachektischer Krankheiten eine Entscheidung über die Natur des Milztumors treffen zu müssen. Die Diagnose muß als außerordentlich schwierig, ja fast unmöglich bezeichnet werden. Kommen doch bei allen diesen Krankheiten, so namentlich bei Tuberkulose und malignen Tumoren, gar nicht so selten Milztumoren anderer Natur (Milztuberkulose, metastatische Tumoren oder Abszesse in der Milz etc.) vor, so daß eine Differentialdiagnose kaum zu stellen ist. Nur dort wird man auf eine amyloide Degeneration der Milz schließen können, wo man auf Grund der Symptome in der Lage ist, Amyloid anderer Organe anzunehmen, wie solches der Nieren oder des Darmes.

Von einer Therapie des Amyloids kann kaum gesprochen werden. Nur gelegentlich wird man bei den seltenen subjektiven Beschwerden symptomatisch eingreifen, im übrigen sich auf die Behandlung der Grundkrankheit beschränken. Angaben über Rückgang amyloider Prozesse, wie sie mehrfach in der Literatur vorliegen, sind mit größter Skepsis zu beurteilen. Angeblich soll Amyloid der Milz jahrelang bestehen können. (Litten.)

Die traumatische Milzruptur.

Verletzungen der Milz, die bei der blutreichen Beschaffenheit des Organes naturgemäß zu schweren lebensbedrohenden Blutungen führen, kommen zunächst nach direkten Verwundungen durch Stich- und Schußwaffen vor. Man hat einige Male nach perforierenden Bauchwandverletzungen Prolapse der unverletzten oder mitverletzten Milz gesehen, auch wenn die Bauchwunde nur klein war. Dadurch, daß die vorgefallene Milz durch die enge Öffnung der Bauchwunde eingeschnürt wird, kann es zur Stauung und sekundären Vergrößerung des Organs, von eventuell beträchtlichen Dimensionen kommen.

Von besonderem Interesse aber sind die Rupturen der Milz nach der Einwirkung stumpfer Gewalten. Diese sind bisweilen mit anderen äußeren und inneren Verletzungen kombiniert, wie Rippenbrüchen, Leber- und Nierenrupturen, sowie Zerreißungen des Intestinaltraktus. Sehr häufig sind aber auch isolierte traumatische Milzrupturen nach äußeren Gewalteinwirkungen. Diese können durch Schlag oder Stoß auf die Milzgegend, sowie Kompression des Leibes und des ganzen Körpers zustande kommen, durch Faustschläge oder Schläge mit irgend welchen Gegenständen, wie Spaten, Knüppeln etc., Bajonettstöße beim Militär oder durch Fall aus größerer Höhe auf den Leib. Sowohl wenn die Verletzten direkt auf die Milzgegend oder den Leib fallen, aber auch bei Sturz auf Kopf, Gesäß und Füße hat man Milzrupturen beobachtet. Eine ganze Anzahl von Fällen dieser Art betrifft Kinder, die überfahren oder angefahren worden waren. Auch während der Geburt kann die Milz rupturieren. Sowohl die gesunde wie die kranke Milz kann auf diesem Wege zerreißen. Besonders neigen erkrankte, namentlich vergrößerte Milzen zur Ruptur bei verhältnismäßig geringer Gewalteinwirkung. Individuen, die vor Jahren einen Typhus durchgemacht und einen chronischen Milztumor zurückbehalten haben, wie auch kurz nach Überstehen eines Typhus oder einer anderen akuten Infektionskrankheit, besonders aber Menschen mit Malariamilz können schon nach verhältnismäßig geringfügigen Traumen eine Zerreißung der Milz akquirieren. In manchen Malariagegenden bei wenig zivilisierten Völkern soll diese gefährliche Veranlagung der Milz zu Rupturen im Volke sehr bekannt sein und den untersten Schichten der Bevölkerung angehörige Raufbolde sollen bei Schlägereien bemüht sein, ihren Gegnern einen Schlag oder einen Tritt gegen die Milzgegend zu versetzen. Nach Sömmering sollen chinesische Ringkämpfer in Batavia oft versuchen, ihre Gegner beim Ringen durch Eindrücken der Milz mit dem Daumen kampfunfähig zu machen. Bei weitem die meisten Fälle von Rupturen der Milz, welche bekannt geworden sind, betreffen Malariamilzen und Playfair hat in Ostindien in $2^{1}/_{2}$ Jahren 20 Fälle von Milzruptur gesehen.

Infolge der weichen und blutreichen Beschaffenheit der Milz und der Dünne und starken Spannung ihrer Kapsel ist die Milz in hohem Grade zu Rupturen geneigt. Bekannt ist ja, daß häufig, besonders bei Schwellungen, schon bei der Herausnahme während der Sektion Zerreißungen der Milz keine Seltenheit sind. Infektionsmilzen, Malariamilzen, besonders Milzen mit Infarkten, zeichnen sich ganz besonders durch ihre Brüchigkeit aus.

Nach einer Statistik von Simpson aus dem Jahre 1907 sind 44 % aller Milzrupturen durch Schlag, Stoß oder Fall aus der Höhe hervorgerufen, 32 % durch Überfahrenwerden oder Pufferunfall, 12 % durch plötzliche Bewegungen oder Kraftanstrengungen (gilt wohl nur für kranke Milzen) und in 12 % blieb die Ursache unaufgeklärt. Litten zitiert auch einen Fall von Milzruptur des Neugeborenen während der Geburt.

Je nach der Art des Unfalles und der individuellen Beschaffenheit der Milz wechselt die Schwere der Verletzungen. Man beobachtet manchmal nur einen oder wenige Kapseleinrisse, in anderen Fällen wiederum schwere Zertrümmerungen des ganzen Organs. Dort, wo perisplenitische Verwachsungen bestehen, was bei pathologisch vergrößerten Milzen ja sehr häufig vorkommt, üben unter Umständen bei Gewalteinwirkungen diese Stränge einen Zug auf das Milzparenchym aus und können ganze Stücke desselben auf diese Weise herausgerissen werden. Es braucht auch nach Gewalteinwirkungen kein Einriß in die Kapsel stattzufinden, sondern das Parenchym allein wird zertrümmert, und es kommt zu Blutergüssen in die Milzsubstanz selbst (traumatische Milzcysten).

Brogsitter legt dem Bandapparat der Milz für den Mechanismus der Rupturen eine besondere Bedeutung bei und zitiert eine sehr interessante Beobachtung von Waldeyer. Ein Soldat stürzte aus beträchtlicher Höhe mit dem Kopf voran so auf den Erdboden herunter, daß die Helmspitze in der Erde stecken blieb und ein direktes Trauma der Milzgegend ausgeschlossen war. Trotzdem wird bei ihm eine Milzruptur festgestellt. Den Mechanismus dieser Milzruptur erklärt Waldeyer folgendermaßen: „Bei dem Sturz des Körpers wird auch der Milz eine bestimmte Bewegungsrichtung und -energie mitgeteilt. Wird nun diese beim Auftreffen des Körpers durch den Bandapparat plötzlich gehemmt, so kommt es zu Milzeinrissen, da die Bänder fester sind als das Milzgewebe."

Die Symptomatologie der traumatischen subkutanen Milzruptur ist im großen und ganzen identisch mit der schwerer Bauchkontusionen mit innerer Blutung überhaupt. Die Patienten sind nicht immer gleich bewußtlos und können gewöhnlich noch selbst aufstehen und noch ein paar Schritte gehen. Alsbald oder erst nach längerer Zeit zeigen sich dann in zunehmendem Grade, nachdem von vornherein heftige Schmerzen bestanden, die bekannten Symptome der inneren Blutung. In anderen Fällen tritt sofort Ohnmacht ein, sogar sofortiger oder schnell erfolgender Exitus ist beobachtet worden. Im allgemeinen werden die Kranken bald blaß und hinfällig, die Pulsfrequenz steigt, es tritt ev. Erbrechen ein, die Atmung wird oberflächlich, da tiefes Atmen heftige Schmerzen auslöst. Die Palpation des Leibes ist schmerzhaft, besonders in der Milzgegend, die Bauchdecken spannen sich stark reflektorisch an und es tritt schließlich Kollaps ein. Bei zunehmender Blutung kann der Bluterguß perkutorisch nachweisbar werden. Bisweilen beobachtet man auch eine Hervorwölbung der linken Seite des Leibes. Fiebersteigerungen bis 39^0 und mehr sind fast regelmäßig zu beobachten.

Alle diese Symptome kommen natürlich auch bei Verletzungen anderer Organe durch Bauchkontusionen vor. Mit großer Wahrscheinlichkeit für eine Milzruptur spricht ev. der Nachweis, daß die Gewalteinwirkung in der Gegend der Milz stattgefunden hat, sowie eine besonders im linken Hypochondrium ausgesprochene Schmerzhaftigkeit und Dämpfung. Schnell eintretende schwere Anämie ist sowohl für Milz- wie für Leberrupturen charakteristisch. Ein guter Anhaltspunkt für die Diagnose bestand bei einer Beobachtung von Kernig, der in einem Falle von Milzruptur die allmähliche Verbreitung des ausfließenden Blutes von der Milzgegend her in die linke und dann in die rechte Fossa iliaca verfolgen konnte. Peritonitiden pflegen sich meistens nicht nach Milzrupturen einzustellen, sind dagegen eine regelmäßige Erscheinung bei schweren Verletzungen des Intestinaltraktus, der Nieren und Harnorgane, sowie der Leber- und Gallengänge. Bei Zerreißungen des Magens und Darms tritt ferner Luft in die Bauchhöhle.

Besonders wichtig für die Diagnose ist die Anamnese, wenn es sich um Individuen mit kranker bzw. vergrößerter Milz handelt. In solchen Fällen kann man dann mit ziemlicher Sicherheit auf eine Milzruptur schließen. Endgültig wird die Diagnose nur durch eine Laparotomie gestellt. Der Nachweis einer Schädigung anderer Organe, wie etwa der der Nieren, wenn der Urin blutig ist, schließen eine Milzverletzung nicht aus. So kommen Zerreißungen des Magens und Darms, die sich besonders durch blutiges Erbrechen kundtun, und Verletzungen der Leber gar nicht selten zusammen mit einer Milzruptur vor. Gewöhnlich entwickeln sich die Symptome der inneren Blutung sehr schnell, doch kommen auch Ausnahmen vor und es können Tage vergehen, ehe bedrohliche Symptome eintreten.

In seltenen Fällen kann es vorkommen, daß eine Ruptur der Milz spontan heilt. Solche Beobachtungen haben Kolb, Müller-Kolmann, Kernig beschrieben. In manchen derartigen Fällen handelt es sich wahrscheinlich um nur kleine Milzrisse, aus denen die Blutung zunächst steht, indem sich Koagula bilden, die sich in die Risse hineinlegen und eine Art von Selbsttamponade ausüben. Nach längerer oder kürzerer Zeit können aber, sei es durch Erhöhung des Blutdruckes, sei es durch Bewegungen des Kranken diese Verklebungen gesprengt werden und es kann wieder zu bluten anfangen (Spätblutung). In anderen Fällen ist die Kapsel bei der Einwirkung des Traumas nicht mitgerissen und es hat nur eine Zerreißung des Parenchyms stattgefunden. Auch in solchen Fällen kann nachträglich noch die Kapsel reißen.

Bei geringen Symptomen und gutem Puls kann man sich zunächst abwartend verhalten und dort, wo ein operativer Eingriff verweigert wird, ist man gezwungen, neben narkotischen Mitteln blutstillende Medikamente wie Nebennierenpräparate oder subkutane Gelatininjektionen zu geben. Auch kommen Kochsalzinfusionen und Exzitantien in Frage. Strengste Bettruhe ist natürlich einzuhalten und es muß Eis auf die Milz appliziert werden. In einigen nicht operierten Fällen ist es zur Vereiterung des Blutergusses und zur Bildung von subphrenischen und perilienalen Abszessen gekommen, die später inzidiert werden mußten.

Im allgemeinen muß man sich sehr schnell zur Laparotomie entschließen. Eine Naht der Milzwunde, die schon mit Erfolg ausgeführt worden ist, wird im allgemeinen nur ein unsicheres Mittel sein, da bei der weichen Beschaffenheit der Milzen die Nähte nicht halten, ebenso die Tamponade. Die Splenektomie ist in fast allen Fällen ein notwendiger und lebensrettender Eingriff, der sich bereits in zahlreichen Fällen bewährt hat, und vor der man nicht zurückzuschrecken braucht, da man ohne Milz leben kann und der heutige Stand der Technik die Schwierigkeiten der Operation gering erscheinen läßt. In den meisten operierten Fällen aus neuerer Zeit ist nach diesem Eingriff Heilung eingetreten.

Die erste Splenektomie wegen Milzruptur hat Roddick im Jahre 1885 ausgeführt, doch ging der Patient zugrunde, dagegen konnte Riegner im Jahre 1893 den ersten erfolgreichen Fall einer operativen Entfernung der Milz nach traumatischer Ruptur publizieren. Litten sagt noch 1898 wörtlich in seiner Monographie über die Krankheiten der Milz bezüglich der Splenektomie bei Milzruptur folgendes: „Ob in der Zukunft die chirurgische Behandlung der spontanen Ruptur erkrankter Milzen die Prognose günstiger gestalten wird, muß dahingestellt bleiben. Man wird von vornherein die Hoffnungen hierfür nicht allzuhoch spannen dürfen.“ In der seitdem verflossenen Zeit sind aber so zahlreiche glücklich verlaufene Splenektomien traumatisch rupturierter Milzen bekannt geworden, daß man behaupten darf, daß dieser Eingriff in jedem Falle, sowie bedrohliche Erscheinungen eintreten, indiziert ist und mit großer Wahrscheinlichkeit Heilung erhoffen läßt.

Nach Edler und Berger sterben etwa 50 % der traumatischen Milzrupturen, ehe sie in die Hände des Arztes kommen, doch hält Brogsitter diese Zahlen für unsere heutigen Verhältnisse für zu hoch. Splenektomierte sterben nach Berger in 43,3 %, nach Hörz in 28,6 % nach Brogsitter in 35,3 % der Fälle. Da sich die Diagnose — „traumatische Milzruptur“ — mit absoluter Sicherheit fast nie stellen läßt, und besonders die Mitbeteiligung anderer lebenswichtiger Organe nie ganz auszuschließen ist, wird von chirurgischer Seite empfohlen, zunächst eine Probelaparotomie zu machen, und dann erst die zur Freilegung der Milz notwendigen Schnitte auszuführen. Näheres über die Technik des Eingriffes ist in den chirurgischen Lehrbüchern nachzulesen. Von der Tamponade ist man ganz abgekommen, die Milznaht hat auch nur noch wenig Anhänger, die Splenektomie ist sicherlich der rationellste chirurgische

Eingriff, der bei der Milzruptur in Frage kommt. Die Prognose richtet sich in erster Linie danach, ob noch andere Organe mitverletzt sind, insbesondere solche, an deren Läsion sich leicht eine Peritonitis anschließt. Sie ist ferner abhängig von der Schwere der Blutung und im allgemeinen desto günstiger, je früher ein chirurgischer Eingriff erfolgt. Natürlich wird es immer Fälle geben, in denen die Schwere der Verletzung eine derartige ist, daß bald der Tod eintritt.

Wiederholt hat man nach Milzexstirpationen kürzere oder längere Fiebersteigerungen gesehen, die nicht durch eine entzündliche Komplikation zu erklären waren. v. Herczel ist der Ursache dieses Fiebers nachgegangen und auf Grund eigener Erfahrungen an 5 Fällen zu dem Resultat gekommen, daß hier eine aseptische durch kleinere Fettgewebsnekrosen um den Stumpf herum bedingte Temperatursteigerung vorliegt, welche stets zu vermeiden ist, wenn man dafür Sorge trägt, daß der Schweif der Bauchspeicheldrüse nicht in die Ligatur mitgefaßt und dadurch verletzt wird. Er empfiehlt daher die Hilusgefäße unmittelbar neben der Milz zu unterbinden, was wohl jetzt auch von seiten aller Chirurgen geschieht.

Die spontane Milzruptur.

Spontane Milzrupturen kommen wohl nur bei erkrankten Milzen vor, da es undenkbar ist, daß eine normale gesunde Milz einreißen kann. Auch sind diese Rupturen nicht spontan im eigentlichen Sinne des Wortes, sondern man muß auch hier ein Trauma annehmen, wenn auch nur ein ganz geringfügiges. Bei weitem am häufigsten beschrieben worden sind diese sogenannten Spontanrupturen bei Malaria. Eine geringfügige Kraftanstrengung, starkes Niesen oder Husten, das Heben schwerer Lasten hat in solchen Fällen wiederholt zur Ruptur geführt. Die Literatur enthält hierüber eine ziemlich reichliche recht interessante Kasuistik. So berichtet Playfair über folgenden Fall: Ein Hindu, der auf dem Kopf ein Bündel Holz trug, bot dasselbe einem ihm begegnenden Manne zum Kauf an. Dieser wies ihn ab und gab ihm einen leichten Schlag auf den Rücken. Um nicht das Gleichgewicht zu verlieren, machte der Hindu eine ruckartige Bewegung und zog sich hierbei eine Ruptur der Milz zu und starb bald darauf. Collin berichtet von der Ruptur einer Malariamilz, die durch Aufrichten im Bette entstanden war. Stone von einer Milzruptur bei einer 35jährigen Hindufrau, welche eine brüske Bewegung machte, als sie beim Tragen eines Kruges auf dem Kopfe stolperte. Er berichtet ferner von einem im Krankenhaus liegenden Hindu, der seiner Frau, die Geld von ihm verlangte, im Zorn eine Ohrfeige versetzte, und fast unmittelbar danach infolge einer tiefen Milzruptur starb. Gerade bei Malariamilz sind wiederholt Rupturen beschrieben worden, ohne daß das geringste Trauma in der Anamnese festzustellen gewesen wäre. Häufig sind diese Todesfälle ganz plötzlich und erst die Sektion deckt die Milzruptur mit anschließender Verblutung als eigentliche Todesursache auf. Vielfach sind diese Rupturen von einem sehr heftigen plötzlichen Schmerz in der Milzgegend begleitet. Die meisten dieser Fälle kommen bei chronischer Malaria vor. Auch existieren in der Literatur einige Beobachtungen dieser Art bei akuter Malaria. Nächst der Malaria ist die häufigste Ursache der Spontanrupturen der Milz der Typhus. 1909 konnte Bryan bereits 38 derartige Fälle zusammenstellen. Die meisten Rupturen kommen in der dritten Woche vor.

Auch beim Typhus recurrens sind Milzrupturen beschrieben worden. Endlich hat man auch während der Schwangerschaft, während der Geburt und im Puerperium Milzrupturen beobachtet. Die bei Neugeborenen vorkommenden Milzrupturen sind natürlich traumatischer Natur, entstanden durch

den Druck von seiten der Weichteile der Mutter bei großem Kind, engen Geburtswegen und starken Wehen, ev. begünstigt durch große Milzen bei kongenitaler
Lues, oder aber sie entstehen durch Druck der Zange oder zu starke manuelle
ärztliche Eingriffe.

Auch die amyloide Milz kann bersten. (Strada, Prag. m. W. 1910. Nr. 49.)
Ein Unikum ist die bekannte Beobachtung von Cohnheim, der die Ruptur
einer Milz beschrieb, die varikös entartet war. Es kommen ferner Milzrupturen bei
Echinokokken, bei Leukämie, bei hämorrhagischen Infarkten vor. Johannson
beschrieb eine Milzruptur bei einem Magenkarzinom. Das Organ war vergrößert, aber nicht Sitz von Metastasen. Wie eine sehr merkwürdige Beobachtung Wolfs zeigt, können auch toxische Einwirkungen zu einer Milzruptur
führen, höchstwahrscheinlich durch Läsion der Gefäßwände. Er beschrieb
einen Fall von spontaner Milzruptur bei dem Arbeiter einer Anilinfabrik, die
er auf die Einwirkung eines bei der Fabrikation entstehenden toxischen Körpers
zurückführt. Offenbar handelte es sich aber hier um eine schon kranke Milz,
denn sie war vergrößert.

Schließlich kommen auch bei Hämophilie spontane Milzrupturen vor.
Ich zitiere nach Kraus einen Fall von Buss: „Ein 20jähriger Bluter fühlt
plötzlich nach einer mit heftigen Hämorrhagien verbundenen Zahnextraktion
ohne äußere Verletzung peinigende Schmerzen in der linken Schenkelbeuge,
so daß ihm alsbald das Gehen unmöglich wird. Tumor in der linken Fossa
iliaca, große Druckempfindlichkeit ebenda, mäßiges Fieber, Erbrechen, Verstopfung, Urina spastica, am sechsten Tage Kollaps und Tod.] Die Sektion
ließ eine Milzruptur erkennen.“

Die Milznekrose.

Eine Nekrose der Milz kann nur dadurch zustande kommen, daß die Ernährung des Gewebes aufhört. Dieser Zustand kann auf vier verschiedene
Weisen eintreten. Erstens kann es infolge schwerer Rupturen infolge einer
besonders starken Gewalteinwirkung zu so außerordentlich starken Zertrümmerungen des Organes kommen, daß die aus der Kontinuität desselben gelösten Teile der Nekrose anheimfallen. Zweitens kann es im .Gefolge einer
solchen Gewalteinwirkung auf die Milz sekundär zu Abszessen kommen. Diese,
wie auch auf andere Weise entstandene Abszesse der Milz können gleichfalls
zu einer Nekrose des Organes führen. Drittens kann eine vollkommene Verlegung der ernährenden Blutgefäße durch die Stiltorsion einer Wandermilz
vorkommen und endlich können viertens große Embolien den Stamm der Arteria lienalis verschließen und so jede Blutzufuhr zur Milz abschneiden. Diese
im Gefolge einer Embolie auftretenden Milznekrosen sind nur ein Spezialfall
der kleineren Milzinfarkte, die ja auch durch Embolie entstehen. Als Beispiel für
eine Milznekrose im Anschluß an eine traumatische Milzruptur sei eine Beobachtung von Karewski angeführt: Ein 12jähriges Mädchen erlitt infolge einer
Quetschung durch einen einen engen Torweg durchfahrenden Wagen eine Kontusion des Bauches, an welche sich peritonitische Reizerscheinungen anschlossen,
die aber allmählich unter konservativer Behandlung zurückgingen. Erst einige
Wochen danach entstand sukzessive unter Fiebersteigerungen das klinische
Bild eines linksseitigen subphrenischen Abszesses. Bei der Operation fand
man die Milz in total nekrotischem Zustande aus ihrer Kapsel herausgelöst in
dem subphrenischen Abszeß liegen. Im Gefolge der Stiltorsion einer Wandermilz
kommt es sehr häufig unter stürmischen Erscheinungen zu einer beginnenden
Nekrose der Milz, wie diverse chirurgische Eingriffe in solchen Fällen gezeigt
haben. Seltener ist es, daß solche Stiltorsionen nur geringe Symptome hervorrufen und keine Veranlassung zu sofortigem chirurgischem Eingreifen geben.

Trotzdem kann es auch unter solchen Umständen zu einer Nekrose der Milz kommen. Einen solchen Fall beschreibt Christomanos: Eine 39jährige Frau, die in der Jugend an Malaria gelitten hatte, erkrankte vor 5 Jahren plötzlich mit heftigen Schmerzen im Unterleib, die drei Wochen lang dauerten. Die Patientin selbst fühlte damals eine Geschwulst im Unterleib. Solche Schmerzanfälle wiederholten sich dann im Laufe der folgenden Jahre öfter. Die zunehmende Schwere dieser Anfälle und das Wachstum der Geschwulst im Leibe veranlaßten die Patientin ein Krankenhaus aufzusuchen. Hier dachte man auf Grund der Anamnese und des Palpationsbefundes an eine Ovarialgeschwulst und operierte. Der Tumor erwies sich aber als eine stark vergrößerte und nekrotische Malariawandermilz. Die Milzarterie war obliteriert, die Milzvene thrombosiert. Ähnlich war der Verlauf und Befund in einem Falle von Horoch, während Heurtaux unter ähnlichen Umständen eine Nekrose fand, die nur $^2/_3$ der Milz betraf.

Es seien noch nach Thiem (Handb. d. Unfallkr.) die sehr typischen Fälle von Vulpius, Jaffé, Anis und Gockelius zitiert. Vulpius: 42jährige Frau wird in der Neujahrsnacht 1913 von ihrem Mann mißhandelt und erhält dabei einen Fußtritt gegen die linke Seite des Leibes, der ihr aber nur rasch vorübergehende Schmerzen verursachte. 17. Januar: Aufnahme in die Klinik. Operation 24. Januar. Spaltung einer Jauchehöhle, aus der am 3. März die größtenteils abgestorbene Milz entfernt wird. Jaffé: 24jähriger Kutscher, wird am 28. August von schwerem Wagen überfahren. Schmerz. Druckempfindlichkeit, Milzvergrößerung. Der Mann erholt sich in den nächsten 8 Tagen. Zweimal Anstich, am 11. und 28. 9., Entleerung von je 1500 ccm blutig gefärbter Flüssigkeit. Tod am 3. 10. Neben allgemeiner Bauchfellentzündung und wässeriger linksseitiger Brustfellentzündung subphrenischer Abszeß. In der Eiterhöhle liegt die im vorderen Drittel zertrümmerte, im übrigen erweichte Milz. Anis: Ein Mann mit Malariamilz erhält einen Faustschlag gegen die linke Unterrippengegend. Innerhalb eines Monats bildete sich ein großer perisplenitischer Abszeß, welcher durch Bauchschnitt entleert wurde. In der Abszeßhöhle lag ein großer freier Milzsequester. Tod nach drei Monaten an akuter Perforationsperitonitis. Die Sektion macht es wahrscheinlich, daß durch den Faustschlag eine ausgedehnte Milznekrose entstanden war, und der abgestorbene Teil sich nachträglich durch Eiterung abgestoßen hatte. Gockelius: Ein Mann erhielt mit dem eisernen Hammer eines Spazierstockes einen Schlag in die linke Unterrippengegend, worauf der Verletzte sofort krank wurde, an der verletzten Stelle große Schmerzen empfand und die Eßlust verlor. Endlich schwoll der Leib wie bei Bauchwassersucht an. Bei der Leichenschau zeigte sich in der Milz ein großer und tiefer Schorf, der dem Umfang des Kopfes des Hammers entsprach.

Die infektiösen Milztumoren.

Daß die Milz bei akuten und chronischen Infektionskrankheiten gewöhnlich zu schwellen pflegt, und daß man gelegentlich alle Grade der Schwellungen von eben nur fühlbaren Vergrößerungen an bis zu recht erheblichen Tumoren antrifft, ist eine alte ärztliche Erfahrung. Deshalb kommt auch dem Nachweis eines Milztumors bei Infektionskrankheiten eine große diagnostische Rolle zu, die bisweilen, wie z. B. beim Typhus, von ausschlaggebender Bedeutung sein kann.

Der Milztumor bei akuten Infektionskrankheiten.

Es gibt keine akute Infektionskrankheit, bei der nicht gelegentlich eine Schwellung der Milz festgestellt werden kann. Bei Masern, Scharlach, Diphtherie, selbst bei Mumps und einfachen Anginen, bei Erysipel, bei Pneumonie, beim akuten Gelenkrheumatismus, bei septischen Prozessen, bei Typhus, bei akuten Malaria- und Rekurrensanfällen findet man Milzschwellungen. Namentlich im kindlichen Alter pflegt selbst in leichten Fällen der bekannten akuten Infektionen ein Milztumor so gut wie nie vermißt zu werden. Am konstantesten und am größten ist der Milztumor, soweit die bei uns häufigsten Infektionskrankheiten in Frage kommen. beim Abdominaltyphus. Er tritt hier schon gewöhnlich sehr frühzeitig in die Erscheinung und schwindet meistens erst einige Zeit nach der endgültigen Entfieberung. Er tritt bei Rezidiven oft als erstes Symptom wieder auf. In manchen Fällen von Typhus bildet sich der Milztumor nicht ganz zurück und kann wochen- und monate-, sowie jahrelang, bisweilen sogar das ganze Leben hindurch bestehen bleiben.

Der Milztumor bei Infektionskrankheiten ist weich, in vielen Fällen macht es Schwierigkeiten, selbst bei beträchtlicher Vergrößerung, ihn durchzufühlen, und bisweilen kann ihn nur der Geübte feststellen; besonders für den Typhus ist der weiche Milztumor charakteristisch.

Subjektive Beschwerden macht der Milztumor bei akuten Infektionen gewöhnlich nicht. Die Kranken haben meist keine Ahnung von seiner Existenz und erst der Arzt stellt ihn bei der Untersuchung fest. Immerhin klagen doch bisweilen manche Kranke über gewisse unangenehme Sensationen in der Milzgegend, und gelegentlich ist es sogar vorgekommen, daß die Kranken besonders wenn sie Ärzte waren, die Vergrößerung der Milz bei sich selbst konstatiert haben. Das anatomische Verhalten des infektiösen Milztumors ist recht charakteristisch und die Diagnose bei der Sektion ist leicht zu stellen. Die mehr oder weniger stark vergrößerten Milzen sind sehr weich, dunkelrot und auf der Schnittfläche tritt die Pulpa stark hervor, und ist mit dem Messer leicht abstreichbar. Die Follikel sind gewöhnlich, wenn sie nicht auf Grund anderer pathologischer Zustände bereits vor der akuten Infektion vergrößert waren, makroskopisch nicht zu sehen. Infektiöse Milztumoren zeichnen sich durch eine sehr starke Hyperämie aus. Dieselbe pflegt die erste deutliche Veränderung zu sein und ihr folgt erst die Pulpahyperplasie. Die mikroskopische Untersuchung zeigt gleichfalls die Hyperplasie der Pulpa und dementsprechend eine Verkleinerung der Follikel. Die Pulpa ist prall mit roten Blutkörperchen vollgestopft, und die Menge der eigentlichen farblosen Pulpaelemente ist vermehrt. Außerdem besteht oft eine myeloide Umwandlung. Man findet in der Pulpa, nicht in den verkleinerten Follikeln, neben zahlreichen polymorphkernigen Leukocyten mehr oder weniger große Mengen von neutrophilen Myelocyten, gelegentlich auch eosinophile Myelocyten. sowie Normoblasten. Auch Plasmazellen pflegen meist vermehrt zu sein. Unter den vorhandenen neutrophilen polymorphkernigen Leukocyten findet man zahlreiche degenerierende Elemente. Auch sind dieselben vielfach von den Phagocyten der Pulpa gefressen und mehr oder weniger verdaut. Bekannt ist das häufige Vorkommen von blutkörperhaltigen Zellen — Erythrophagie — deren zahlreiches Vorkommen besonders charakteristisch für die Typhusmilz ist. Endlich findet man, besonders häufig bei septischen Prozessen und beim Typhus die entsprechenden Mikroorganismen, oft in sehr großen Mengen, in der Milz.

Der Milztumor bei Infektionskrankheiten kommt also durch folgende Momente zustande: 1. Durch Hyperämie. 2. Durch Hyperplasie der Pulpa, die teils auf einer Vermehrung der normalen Pulpazellen beruht, teils auf einer myeloiden Umwandlung derselben. 3. Durch die Anhäufung von zugrunde gehenden roten und weißen Blutkörperchen und deren Trümmern, die sich zum großen Teil im gefressenen Zustande im Innern der Makrophagen der Pulpa befinden. Dieser Phagocytose in der Milz und der Anhäufung von Zelltrümmern hat man eine große Bedeutung für das Zustandekommen des infektiösen Milztumors beigemessen und man spricht deshalb von spodogenem Milztumor.

Die größten Milztumoren trifft man, soweit akute Infektionskrankheiten in Betracht kommen, beim Typhus abdominalis und bei der Febris recurrens. Bei allen anderen akuten Infekten hält sich die Größe der Milz in bescheidenen Grenzen. Auch kommen bei diesen Affektionen kaum jemals irgendwelche Komplikationen von seiten der Milz vor. Anders ist es beim Typhus und bei der Rekurrens. Nur außerordentlich selten fehlt beim Typhus der Milztumor. Das kann bisweilen daran liegen, daß eine Volumenszunahme des Organes infolge mangelnder Elastizität der verdickten Kapsel nicht möglich ist. Aber bereits im Inkubationsstadium, noch bevor Fieber vorhanden ist, kann eine Schwellung der Milz nachweisbar sein. Die Abschwellung erfolgt gewöhnlich in der dritten bis vierten Woche. Garnicht so selten erfolgt keine vollständige Abschwellung und noch nach Jahren kann man bei solchen Individuen einen deutlichen Milztumor feststellen. Nach Untersuchungen von Litten verläuft die Milzschwellung unabhängig von der Darmveränderung und beginnt schon zu einer Zeit, wo die Affektion der Peyerschen Plaques noch nicht festzustellen ist. Sie kann ihr Höhestadium erreichen, während die Zellinfiltration in den Peyerschen Plaques noch fortschreitet. Nach demselben Autor ist der Milztumor am Ende der ersten Woche am größten, während die markige Schwellung der Plaques bis in die zweite Woche und länger hineinreicht. Die Stärke des Milztumors geht im allgemeinen nicht mit der Schwere der Infektion parallel. Sie kann in leichten Fällen viel erheblicher sein als in schweren. Nur selten macht sich der Milztumor beim Typhus subjektiv durch Schmerzen bemerkbar. Wahrscheinlich bestehen in solchen Fällen perisplenitische Reizungen auf Grund von Infarkten und kleinen Abszessen, die häufiger in Typhusmilzen angetroffen werden.

Anatomisch zeichnet sich die Typhusmilz besonders durch ihre außerordentliche, breiigweiche, oft geradezu zerfließliche Konsistenz aus. Sie enthält zahlreiche Typhusbazillen, die auch früher wiederholt intra vitam durch Milzpunktion festgestellt worden sind, ein Eingriff, der jetzt entschieden als ü erflüssig zu bezeichnen ist. Zur Sicherung der Diagnose stehen uns jetzt zahlreiche andere Hilfsmittel zur Verfügung und bei der weichen Konsistenz des Organs sind Parenchymzertrümmerungen und nachfolgende schwere Blutungen sehr leicht möglich. In den Abszessen der Typhusmilz sind mehrfach nur Typhusbazillen gefunden worden. Mikroskopisch ist die Typhusmilz charakterisiert durch ihren Reichtum an blutkörperchenhaltigen Zellen, Atrophie der Follikel und reichlichen Detritus. Geringe Grade myeloider Umwandlung kommen vor.

Von seiten der Typhusmilz kommen in seltenen Fällen Komplikationen vor, die deshalb von großer klinischer Bedeutung sind, weil ihre rechtzeitige und richtige Erkennung sofortiges chirurgisches Eingreifen ermöglicht, wodurch in einem großen Prozentsatz der Fälle das Leben des sonst fast unbedingt dem Tode verfallenen Patienten gerettet werden kann. Es sind das die Milzabszesse beim Typhus und die Spontanruptur der Typhusmilz.

Noch Curschmann erklärte 1898, daß sich die Milzabszesse beim Typhus fast immer der Diagnose entziehen. Aber Melchior konnte bereits im Jahre 1909 17 Fälle aus der Literatur zusammenstellen, bei denen operativ eingegriffen worden war. Die Mortalität betrug nur 6 %. Trotzdem man aus so kleinen Zahlen keine zu weitgehenden Schlüsse ziehen darf, geht doch bereits aus diesen Erfahrungen hervor, daß die Prognose der Operation günstig ist und daß daher alles darauf ankommt, eine frühzeitige Diagnose zu stellen.

Sicherlich sind die Milzabszesse beim Typhus eine seltene Komplikation und Melchior berechnet, daß man bei etwa 400 Fällen von Typhus einmal einem Milzabszeß begegnen könnte. In den meisten Fällen wurden im Abszeßeiter nur Typhusbazillen gefunden, seltener verschiedene andere Mikroben, wie Kolibazillen, Staphylokokken, Streptokokken und Proteus mirabilis. Höchstwahrscheinlich sind es kleinste, durch die Typhuserkrankung der Milz hervorgerufene Gewebsnekrosen, welche zu Abszessen der Milz führen, und auch für die typhösen Abszesse in anderen Organen ist eine identische Entstehungsweise wahrscheinlich.

Die Abszeßbildung in der Milz beim Typhus setzt immer in der Rekonvaleszenz ein, wenn man den Kranken längst jeder Gefahr entronnen glaubt. Sie kann sowohl in leichten wie in schweren Fällen auftreten. Das fieberfreie Intervall schwankt bis zu 20 Tagen. Gewöhnlich sind es schmerzhafte Sensationen in der Milzgegend von ziemlicher Heftigkeit und plötzlichem Einsetzen. Gleichzeitig oder bald danach tritt wieder Fieber auf, das mit Schüttelfrösten einsetzen kann, die sich auch später wiederholen können. Entwickeln sich die Abszesse in der Gegend des unteren Milzpoles, so wird man ein Wiederauftreten des Milztumors bzw. das Größerwerden eines noch nicht ganz verschwundenen feststellen können. Diese Milzvergrößerung kann druckschmerzhaft sein. Bei einer Entwicklung des Milzabszesses im oberen Milzpol stellen sich sehr bald Symptome eines subphrenischen Abszesses und eine Mitbeteiligung der linken Pleurahöhle ein. Auch wenn die Abszesse nicht perforieren, drängen sie doch das Zwerchfell unter Umständen außerordentlich hoch. Durch Fortleitung der Entzündung auf die linke Pleurahöhle kann hier ein Erguß entstehen, oder der subphrenische Abszeß perforiert. In den meisten Fällen wird man wohl eine neutrophile Leukocytose feststellen. Ob dieselbe in solchen Fällen, in denen eine Infektion mit anderen Bakterien oder eine Mischinfektion vorliegt, höher ist, als wenn nur Typhusbazillen die Erreger des Bazillus sind, geht aus den vorliegenden Daten der Literatur nicht mit Sicherheit hervor. Wo bloß Typhusbazillen die Eitererreger sind, sollte man eigentlich eine Leukopenie erwarten, doch sind es vielleicht biologisch veränderte Typhusbazillen, welche Abszesse· hervorrufen und positiv chemotaktisch auf die neutrophilen Leukocyten einwirken. Therapeutisch kommt nur ein schnelles chirurgisches Eingreifen in Frage. Wo es möglich ist, soll man die Milz exstirpieren. Wo starke Verwachsungen bestehen, welche die Exstirpation der Milz unmöglich machen, wird man sich mit Inzision und Drainage begnügen. Bei Behandlung des subphrenischen Abszesses und des Pleuraempyems wird nach den für diese Affektionen gültigen chirurgischen Regeln vorgegangen. In denjenigen Fällen, wo nicht operativ eingegriffen wurde, kam es zu Perforationen in Darm, Lungen, Nieren oder die Bauchhöhle, sehr selten auch nach außen, zweifellos die günstigste Art des Ausgangs, welche zur Spontanheilung führen kann. In den meisten Fällen tritt der Tod infolge eintretender Peritonitis, Sepsis, oder durch allgemeine Erschöpfung infolge langdauernder Eiterung ein.

Auch die Ruptur der Milz ist eine zum Glück recht seltene, aber außerordentlich schwere Komplikation beim Typhus. Curschmann fand unter 577 Sektionen von Typhusleichen nur zweimal eine Milzruptur. Melchior hat im Jahre 1911 aus Literatur im ganzen nur 13 Fälle zusammenstellen können. Die erhebliche Größe, welche die Typhusmilz oft erreicht, und die das zwei bis dreifache ihres normalen Volumens betragen kann, die dadurch bedingte sehr starke Spannung der Kapsel, die sehr schnell erreicht wird, und endlich die sehr große Weichheit und oft direkt zerfließliche Beschaffenheit der Milzsubstanz erklären die Möglichkeit der Spontanruptur. Bisweilen ließen sich in den bekannt gewordenen Fällen geringfügige Gelegenheitsursachen nachweisen, gewöhnlich aber war das nicht möglich.

Meist erfolgt die Milzruptur beim Typhus auf der Höhe der Erkrankung, ist aber auch während der Rekonvaleszenz schon beobachtet worden, wo sie offenbar durch das Aufstehen und die Bewegung der Kranken begünstigt worden ist. Auch beim Typhus ambulatorius ist sie begreiflicherweise vorgekommen. Man darf wohl annehmen, daß besonders große Milzen eine gewisse Disposition zur Ruptur abgeben. Vielleicht sind auch die häufiger gelegentlich von Sektionen beobachteten Parenchymblutungen in der Ätiologie von Bedeutung Melchior hat den Sitz der Ruptur in den bekannt gewordenen Fällen zusammengestellt. Es lagen darüber in sieben Beobachtungen nähere Angaben vor. Danach war die Hilusgegend viermal befallen, der untere Pol der Milz zweimal, die dem Zwerchfell zugewandte Fläche einmal.

Die Symptome entwickeln sich entweder ganz akut, oder allmählich. Einige Male ist der Tod ganz plötzlich erfolgt, gewöhnlich aber beobachtet man eine mehr allmähliche Entwicklung unter dem Bilde des langsam zunehmenden Kollapses. Die Kranken werden blasser, die Temperatur sinkt, der Puls steigt, es tritt eine allgemeine Unruhe ein. Erbrechen kann vorhanden sein, es entwickelt sich eine allgemeine Bauchdeckenspannung und eine spontane und Druckschmerzhaftigkeit des Leibes. In keinem der in der Literatur mitgeteilten Fälle fand Melchior den klinischen Nachweis einer freien intraperitonealen Flüssigkeitsansammlung erbracht. Dieselbe ist aber im allgemeinen zu erwarten und in Zukunft sollte man darauf besonders sein Augenmerk richten.

Die Differenzialdiagnose zwischen Milzruptur, Darmblutung und Darmperforation ist sicherlich schwierig. Für eine Milzruptur wird besonders eine progressive Blässe und der Nachweis eines Flüssigkeitsergusses in die Bauchhöhle sprechen. Bei Darmperforationen ist im allgemeinen die Bauchdeckenspannung und die Druckempfindlichkeit des Leibes eine stärkere. Das Fehlen blutigen Stuhls spricht nicht gegen Darmblutung, da oft erst nach Tagen in solchen Fällen blutige Stuhlentleerungen erfolgen. Blutiger Stuhl ist also nur, falls er vorhanden ist, diagnostisch zu verwerten. Schmerzen in der Gegend des linken Hypochondriums werden immer die Aufmerksamkeit auf eine Milzruptur hinlenken.

Da eine typhöse Milzruptur unbedingt tödlich verlaufen muß, ist schnelles chirurgisches Eingreifen notwendig. Man wird sich wohl stets zur Exstirpation der Milz entschließen, da bei der zerfließenden Beschaffenheit dieses Organes beim Typhus andere Maßnahmen gar nicht in Frage kommen können. In den vier Fällen, in denen bisher ein chirurgischer Eingriff versucht wurde, ist allerdings trotzdem der Tod eingetreten. Da auch bei der Darmperforation im Verlaufe des Typhus nur ein operativer Eingriff Hilfe bringen kann, ist die Differentialdiagnose zwischen Darmperforation und Milzruptur vor der Laparotomie praktisch nicht so sehr wichtig. Doch muß man bei einem etwaigen intraperitonealen Bluterguß, der ja auch bei Darmperforationen vorkommt, immer auch an die Möglichkeit einer Milzruptur denken.

Auch beim Typhus exanthematicus kommen bisweilen große Milztumoren vor und sind öfter deshalb leichter nachweisbar als beim Typhus abdominalis, weil der Meteorismus fehlt. Auch Rupturen der Milz sind bei dieser Krankheit beobachtet worden.

Ganz enorme Milztumoren werden bei Febris recurrens angetroffen. Dieselben kommen bisweilen bzgl. ihrer Größe den leukämischen und Malariamilzen nahe. Die Vergrößerung des Organs bleibt noch längere Zeit nach dem Anfalle nachweisbar. Auch hier kommen Rupturen häufiger vor. Infolge seiner Größe ist der Milztumor bei der Rekurrens leicht festzustellen, ziemlich häufig besteht eine ausgesprochene Schmerzhaftigkeit desselben. Auch die Rekurrensmilz ist charakterisiert durch ihren Reichtum an blutkörperchenhaltigen Zellen. Häufig findet man in der Pulpa Elemente, die reichlich Fettkörnchen enthalten. Auch Blutungen werden vielfach angetroffen. Infarkte von oft beträchtlicher Größe sind ziemlich häufig. Ebenso kommt es nicht selten zu multiplen Abszessen durch Einschmelzung der Infarkte. Im Anschluß daran können fibrinös eitrige Perisplenitiden entstehen, die nicht selten zu eitriger Peritonitis führen. Auch kommen Durchbrüche in die Pleura und in die Lungen vor. Die Rekurrensspirillen werden massenhaft in der Milz gefunden.

Der Milztumor bei anderen akuten Infektionskrankheiten spielt bei weitem keine so wichtige Rolle. Auch gibt er nur außerordentlich selten zu Komplikationen wie Ruptur oder Abszeßbildung Veranlassung, am häufigsten wohl noch bei septischen und pyämischen Affektionen. Auch spielt er diagnostisch keine wichtige Rolle. Erwähnt sei noch, daß nach den Feststellungen Gerhardts bei der Pneumonie und beim Erysipel der Milztumor vielfach die Eigentümlichkeit hat, nach dem Eintritt der Krise bzw. dem Aufhören des Fiebers eine Zeitlang stärker zu werden. Während beim Typhus ein Bestehenbleiben oder gar Anwachsen des Milztumors nach der Entfieberung von übler prognostischer Bedeutung ist, und auf das Eintreten eines Rezidivs hinweist, ist die Vergrößerung der Milz bei Pneumonie und Erysipel nach der Entfieberung prognostisch durchaus gleichgültig und bedeutet keineswegs eine Latenz der Grundkrankheit und die Gefahr eines Rezidivs.

Erkrankungen der Milz bei chronischen Infektionen.

Der Milztumor bei Malaria.

Während die Schwellung der Milz bei den europäischen Formen der Malaria ein konstantes und hervorstechendes Symptom ist, kann bei den tropischen Formen der Malaria eine nennenswerte Schwellung dieses Organs fehlen.

Auch in den akuten Malariaanfällen fehlt eine Schwellung der Milz niemals; sie kann schon während des Schüttelfrostes nachweisbar sein und Schmerzen verursachen. Im allgemeinen bildet sich der Milztumor nach Aufhören der Anfälle wieder zurück, kann aber auch, wenn die Krankheit geheilt ist, und keine weiteren Anfälle mehr auftreten, ähnlich wie beim Typhus, Jahre und jahrzehntelang in einer gewissen Größe bestehen bleiben. Je größer die Zahl der Anfälle, desto größer ist die Wahrscheinlichkeit, daß die Milz nicht ganz zu ihrer normalen Größe wieder zurückkehrt. Im allgemeinen sind die Milztumoren der akuten Malaria weich.

Größeres Interesse haben die oft gewaltigen Milztumoren, die sich im Laufe der chronischen Malaria entwickeln, in Fiebergegenden auch bei solchen Individuen angetroffen werden, die niemals eigentliche Anfälle gehabt haben, und sehr oft mit einer allgemeinen Kachexie und Anämie einhergehen. Sie haben eine harte Konsistenz und geben oft Veranlassung zum Auftreten einer Wandermilz. Daß die Malariamilz besonders zu traumatischen und sog. spontanen Rupturen disponiert ist, wurde bereits im Kapitel „Milzruptur" ausführlicher behandelt.

Die anatomische Untersuchung alter Malariamilzen zeigt zunächst, wie gewaltige Größen das Organ in solchen Fällen erreichen kann. Gewichte von 3—6 kg und mehr sind beschrieben worden. Die Malariamilzen sind sehr blutreich und enthalten in großen Mengen ein schwarzes Pigment, das seine Entstehung dem zerstörenden Einfluß der Plasmodien auf die roten Blutkörperchen verdankt. Je jünger der Krankheitsprozeß, desto weicher die Konsistenz, je älter desto härter ist dieselbe infolge indurativer Prozesse. Perisplenitische Veränderungen sind häufig, ebenso Infarkte und Abszesse. Sehr reich ist die Malariamilz an Plasmodien.

Therapie. Die Therapie des Malariamilztumors ist dieselbe wie die der Malaria überhaupt und braucht daher hier nicht weiter besprochen zu werden. Erwähnt sei nur, daß man insbesondere versucht hat, durch Duschen auf die Milzgegend, mit wenig Erfolg auch durch elektrische Prozeduren speziell auf den Milztumor zu wirken. In neuerer Zeit hat man auch vielfach versucht, durch Röntgenbestrahlungen eine Beeinflussung desselben zu versuchen. Auch Bestrahlungen mit Radium und Mesothorium kämen hier in Frage.

In hartnäckigen und schweren Fällen hat man auch versucht, auf chirurgischem Wege dem Leiden beizukommen. — Sowohl die großen subjektiven Beschwerden, welche die stark vergrößerte chronische Malariamilz ihren Trägern verursacht, wie die Tatsache, daß gerade in diesem Organ massenhaft Plasmodien sitzen, hat Veranlassung gegeben, in solchen Fällen die Splenektomie auszuführen. Man beabsichtigte damit nicht nur die Kranken von einem sehr lästigen, zahlreiche Unbequemlichkeiten und Störungen veranlassenden Organ zu befreien, sondern nahm früher auch lange Zeit an, daß man dadurch den eigentlichen Krankheitsherd beseitigt, die Wiederkehr neuer Anfälle unmöglich macht und die vorhandene Kachexie zum Verschwinden bringt.

Indessen hat sich in der Folgezeit gezeigt, daß es durch die Splenektomie nicht gelingt, die Krankheit selbst mit Stumpf und Stiel auszurotten. Die Malariaplasmodien halten sich auch in anderen Organen Jahre und jahrzehntelang latent. Trotz Entfernung der Milz kommt es zu erneuten Fieberanfällen und die Kachexie schwindet keineswegs. Daher entfernt man neuerdings bei chronischer Malaria die Milz nur dann, wenn sie sehr groß ist und starke subjektive Beschwerden macht, sowie dann, wenn eine Wandermilz vorliegt.

Über die Splenektomie bei Malaria liegt eine sehr große Literatur vor und einige Autoren berichten über ausgezeichnete Erfolge. So berichtet Jonnesco über sieben wegen Splenomegalia malarica splenektomierte Fälle. In allen diesen Beobachtungen hob sich nach der Entfernung der vergrößerten Milz das Allgemeinbefinden beträchtlich, und der Blutbefund wurde insofern ein besserer, als die Anämie schwand bzw. beträchtlich zurückging. Bei sehr fortgeschrittener Kachexie soll nicht operiert werden, obwohl gelegentlich auch in solchen Fällen gute Erfolge erzielt worden sind. Die Operation ist oft infolge ausgedehnter Verwachsungen der Malariamilz mit den benachbarten Organen recht schwierig. Bei Malariawandermilz soll man immer zur Splenektomie schreiten. Selbstverständlich ist die Splenektomie bei der so häufig vorkommenden Ruptur der Malariamilz indiziert.

Die Mehrzahl aller neueren Autoren gibt zu, daß auch nach Entfernung der Milz Anfälle wiederkehren und die Kachexie nicht zu schwinden pflegt. Die Ansicht von Jonnesco, daß die Milzexstirpation bei der Malaria auch dann ausgeführt werden soll, wenn erhebliche lokale Symptome fehlen, lediglich also als präventive Behandlung der drohenden Kachexie, wird nicht mehr als zu Recht bestehend angesehen.

Der Milztumor bei Kala-Azar und der Leishman schen Anämie.

Während man früher alle Milztumoren in tropischen Gegenden gewohnt war auf Malaria zurückzuführen, hat sich neuerdings gezeigt, daß es auch eine andere tropische Protozoenkrankheit gibt, die mit sehr großen Milztumoren einhergeht. Die Erreger dieser Krankheit sind von Leishmann und Donovan entdeckt worden. Ursprünglich wußte man nur, daß das Leiden in Indien endemisch ist, später aber fand man, daß es auch an den Küsten des mittelländischen Meeres, besonders in Sizilien, Kalabrien, in Griechenland, Malta, Spanien, Tripolis, Tunis, Algier, ja selbst in Rom vorkommt. Auch im südlichen Rußland und in Triest sind Erkrankungen dieser Art beobachtet worden.

In Indien ist das Leiden seit Jahren unter dem Namen Kala-Azar bekannt und kommt vorwiegend bei erwachsenen Individuen vor. An den Küsten des Mittelländischen Meeres werden merkwürdigerweise vorwiegend Kinder in den ersten Lebensjahren befallen. Trotzdem ist die Mehrzahl der Autoren der Ansicht, daß Kala-Azar und Leishmansche Anämie identische Krankheiten sind. Jedenfalls ist aber die Neigung der Leishmanschen Anämie für das erste Kindesalter noch nicht aufgeklärt. Unsere Kenntnisse dieser interessanten Affektion verdanken wir vorwiegend den Arbeiten von Donovan, Leishman, Rogers, Nicolle, Castellani, Pianese, Gabbi, Basile, Jemma u. a.

Nach den Untersuchungen von Rogers und Bentley ist die Kala-Azarerkrankung, die wahrscheinlich mit dem sogenannten Dum-Dumfieber identisch ist, zuerst im Süden des Bramaputra aufgetreten, wo sie schon im Jahre 1869 unter dem Namen schwarzes Fieber bekannt war, weil sich im Laufe der Erkrankung eine dunkle Hautfärbung einzustellen pflegt. Sie wurde ursprünglich für Malaria gehalten. Sehr bald hat sie sich über einen großen Teil Indiens verbreitet. Sie zeigte von vornherein einen endemischen Charakter und befiel vorwiegend Personen desselben Hausstandes. Die meisten Erkrankungen treten zu Ende der kalten und zu Anfang der warmen Jahreszeit auf. Gelegentlich werden auch Europäer befallen. Männer und Weiber erkrankten in dem gleichen Prozentsatz, auffällig hoch aber ist die Beteiligung des kindlichen Alters. 1903 gelang es Leishman in Milzausstrichen die bekannten Parasiten zu finden und bald danach bestätigte Donovan diesen Befund, den er auch im frischen Milzpunktat erheben konnte. Rogers und Price bestätigten dann die ätiologische Rolle des Kala-Azarparasiten. Die Übertragung soll durch die Bettwanze erfolgen.

Die Kala-Azarerkrankung beginnt mit hohem Fieber, ev. mit Schüttelfrost, es wechseln dann fieberhafte und fieberfreie Perioden und schließlich entwickelt sich ein dauernder Fieberzustand, der aber auch wieder aufhören kann. Es entsteht dann eine zunehmende Anämie und Kachexie, eine Schwellung der Leber und ein großer Milztumor. Die Haut bekommt ein erdgraues Kolorit, die Haare können ausfallen. Hautblutungen, Zahnfleischblutungen, häufiges Nasenbluten wird beobachtet. Es tritt eine schwere Kachexie ein, mit welcher der zunehmende Bauchumfang kontrastiert. Der Tod erfolgt an allgemeiner Schwäche oder interkurrenten Krankheiten.

Über die histologischen Veränderungen der Milz bei Kala-Azar liegen Untersuchungen von Marchand und Ledingham vor. Danach beruht die Vergrößerung des Organs nicht auf einer Wucherung des Bindegewebes, sondern einer Zunahme der Pulpa, die auf weite Strecken hin mit roten Blutkörperchen durchsetzt ist, zwischen denen sich helle Stellen finden, die aus großen amöbenartigen Zellen bestehen, welche die Leishmanschen Körperchen enthalten. Auch im Lumen der großen Milzvenen sieht man diese Zellen. Die Milzfollikel sind sehr atrophisch.

Wie bereits erwähnt, wird die an den Gestaden des Mittelländischen Meeres in den letzten Jahren viel studierte Leishmansche Anämie von den meisten Autoren für identisch mit der Kala-Azar gehalten. Vielleicht erklären biologische Variationen des Erregers gewisse Differenzen im klinischen Bild, der Verbreitung und der Übertragbarkeit. Ich folge der sehr ausführlichen Beschreibung von Jemma bei der Schilderung dieser Affektion.

Die Krankheit wird von Hunden auf den Menschen übertragen und es ist festgestellt, daß die Übertragung durch Flöhe erfolgt. Der Erreger trägt den Namen „Leishmania" und gehört zu den Trypanosomen. Man findet ihn im infizierten Organismus vorwiegend in Milz, Leber und Knochenmark, gelegentlich auch in anderen Organen, sehr selten nur im Blut. Vorwiegend liegen die Parasiten intrazellulär. Bei der Züchtung auf Nährböden, die wiederholt gelungen ist, nehmen die Parasiten erst Trypanosmenformen an. Hunde und Affen sind besonders empfänglich für den Parasiten. Vorwiegend werden Kinder der ärmeren Bevölkerung im Alter unter 4 Jahren befallen, und früher wurde deshalb die Krankheit vielfach als Anaemia pseudoleucaemica infantum angesehen. Indessen ergibt die Blutuntersuchung doch wichtige Unterschiede. Zwar besteht auch hier eine Anämie mit Normoblasten, aber abgesehen von den Anfangsstadien, wo gelegentlich Hyperleukocytose mit einigen Myelocyten gefunden wird, ist eine Leukopenie charakteristisch, die mit Lymphocythämie einhergehen kann. Auch pflegen meist spärliche Myelocyten gefunden zu werden. In seltenen Fällen soll der Färbeindex größer als 1 sein können. Es gibt akut, subakut und chronisch verlaufende Formen. Die subakute Form dauert 5 Monate bis 1 Jahr und ist die häufigste, die chronische Form kann drei Jahre und länger dauern und gelegentlich spontan heilen.

Die Krankheit geht mit Fieber einher, das aber nicht einem bestimmten Typus folgt, bald intermittierend, bald remittierend ist und bei der chronischen Form auch periodenweise fehlen kann.

Neben der Anämie ist der Milztumor das auffälligste Symptom; derselbe kann ganz enorme Grade erreichen. In späteren Stadien pflegt sich eine hämorrhagische Diathese einzustellen, an der namentlich das Zahnfleisch teilnimmt. Gewöhnlich pflegt auch die Leber anzuschwellen. Oft bestehen Durchfälle. Was die übrigen Organe anbetrifft, so können katarrhalische Erscheinungen von seiten der Bronchien und Lungen, auch Bronchopneumonie, fibrinöse Pneumonie und Pleuritis auftreten. Die Herzaktion ist beschleunigt und meist hört man anämische Geräusche. Gelegentlich tritt Albuminurie und Hämaturie auf. Die Diazoreaktion kann positiv sein. Lymphdrüsenschwellungen gehören nicht zum Krankheitsbild, Angaben über Druckempfindlichkeit der Knochen habe ich nicht gefunden. Da Parasiten im Blute so gut wie nie vorkommen, ist für die Diagnose eine Milzpunktion von größter Bedeutung, da man im Milzsaft immer zahlreiche Parasiten findet. Jemma gibt an, in ca. 200 Fällen und Bousfield in 120 Fällen Milzpunktionen ohne jeden Zwischenfall ausgeführt zu haben. Auch hat man bereits mit Erfolg versucht, die Parasiten im Knochenmarkpunktat nachzuweisen. Die histologische Untersuchung der Milz zeigt neben dem Befund der Parasiten eine beträchtliche myeloide Umwandlung des Organs, ganz wie bei der Anaemia pseudoleucaemica infantum. Der Tod erfolgt wohl in den meisten Fällen infolge hochgradiger Anämie und Kachexie.

Die Prognose ist in den meisten Fällen infaust, doch kommen Spontanheilungen vor. Man hat therapeutisch alle möglichen Mittel wie Chinin, Sublimat, alle bekannten Arsenpräparate, darunter auch Salvarsan, versucht. Donovan will einen Kranken mit Fuchsininjektionen in 20%iger Lösung geheilt haben. Auch die Röntgentherapie und die Splenektomie scheinen meist wirkungslos. zu sein.

Wichtig ist die Prophylaxe, seitdem man weiß, daß die Krankheit durch Hunde übertragen werden kann. Auch wird die Isolierung erkrankter Kinder empfohlen.

Wegen des großen Milztumors, der Anämie und der Leukopenie kann die Kala-Azarerkrankung sehr leicht für einen Morbus Banti gehalten werden und bei jungen Kindern für eine Anaemia pseudoleucaemica. In der Tat sind solche Verwechselungen schon vorgekommen. Obwohl in unseren mitteleuropäischen Gegenden Leishmaniose nicht vorkommt, wird sie in den letzten Jahren gelegentlich doch bei Leuten beobachtet, die in exotischen Ländern gelebt haben, da der Verkehr mit diesen Gegenden ein immer stärkerer wird. So hat Marchand die Krankheit bei einem Manne beobachtet, der den Chinakrieg als Soldat mitgemacht hatte. Rach und Zarpfe konstatierten das Leiden in Wien bei einem aus Taschkent in Südrußland zugereisten Kinde. Die Krankheit beginnt daher auch für uns eine praktische Bedeutung zu gewinnen.

Man wird in allen solchen Fällen von Splenomegalie mit Anämie und Leukopenie auch an Kala-Azar denken müssen, die aus exotischen Ländern stammen. Besonders Fieber muß unsere Aufmerksamkeit auf diese Krankheit lenken. Eine sichere Differentialdiagnose gegenüber anderen Splenomegalien ist nur durch eine Milzpunktion möglich, welche sofort die Parasiten erkennen läßt, die im Blute nur ausnahmsweise vorkommen sollen.

Die Tuberkulose der Milz.

Wie bei allen Infektionskrankheiten, so pflegt auch in den meisten Fällen von Tuberkulose eine Milzschwellung zu bestehen, die aber meistens sich nur in bescheidenen Grenzen hält und nur relativ selten zu Lebzeiten der Kranken festgestellt werden kann. Aber die Tuberkelbazillen können auch in der Milz spezifisch tuberkulöse Veränderungen hervorrufen, wobei in einem Teil der Fälle keine nennenswerte Vergrößerung des Organes sich entwickelt, während in anderen deutliche, ja in seltenen Fällen sogar recht erhebliche Milztumoren entstehen können. Diese tuberkulöse Erkrankung der Milz ist bei weitem in den meisten Fällen sekundärer Natur, in neuerer Zeit aber hat sich herausgestellt, daß es auch eine isolierte primäre Milztuberkulose gibt und ferner Erkrankungen, bei denen die tuberkulösen Manifestationen in den anderen Organen so geringfügig sind, daß sie als sekundär entstanden aufgefaßt werden können und die Erkrankung der Milz jedenfalls im Mittelpunkt des Krankheitsbildes steht.

Die sekundäre Milztuberkulose.

Gar nicht selten findet man bei Lungentuberkulose auch in der Milz tuberkulöse Krankheitsherde. Zum Teil treten dieselben in Form zahlreicher das ganze Organ durchsetzender miliarer Herde auf (Abb. 6), deren Größe allerdings schwanken kann. In anderen Fällen findet man nur hier und da kleinere und größere Tuberkel oder Tuberkelkonglomerate (Abb. 7). Bisweilen wird eine tuberkulöse Miterkrankung der Milz erst durch die mikroskopische Untersuchung festgestellt. Auch bei tuberkulösen Erkrankungen anderer Organe, regelmäßig aber bei allgemeiner Miliartuberkulose ist die Milz gleichfalls tuberkulös erkrankt. Die Vergrößerung des Organs, welche durch derartige tuberkulöse Affektionen bedingt wird, ist gewöhnlich außer bei der Miliartuberkulose keine sehr hochgradige und klinisch sind daher diese Affektionen ohne Interesse. Wichtiger in dieser Hinsicht ist schon die sog. großknotige Milztuberkulose, von der nebenstehende Abbildung 8 ein anschauliches Bild gibt. Bei dieser Form findet man zahlreiche verkäste erbsen- bis haselnußgroße Knoten, die das ganze Milzparenchym durchsetzen, vielfach im Zentrum erweicht sind und zu recht beträchtlichen Vergrößerungen der Milz führen können.

Im allgemeinen entziehen sich wohl derartige Affektionen der Milz der Diagnose, doch wird man daran denken müssen, wenn bei Tuberkulose anderer Organe, besonders solcher der Lungen oder bei allgemeiner Miliartuberkulose

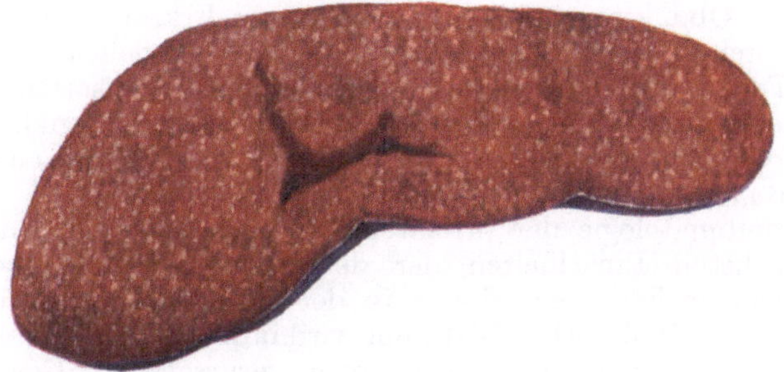

Abb. 6.   Miliartuberkulose der Milz.

größere Milztumoren auftreten.   Therapeutische Maßnahmen kommen natürlich in solchen Fällen kaum in Frage, zumal gewöhnlich erst in den Endstadien des Allgemeinleidens derartige Milzerkrankungen aufzutreten pflegen.   Differentialdiagnostisch wird besonders die Abgrenzung gegen Amyloidmilz kaum möglich sein.   Eine Milzpunktion, wenn es zufällig gelingt tuberkulöses Material zu aspirieren, könnte ev. den Ausschlag geben.   Im allgemeinen wird man aber wohl von einem solchen Eingriff absehen, da die richtige Diagnose keine therapeutischen Vorteile bringt.

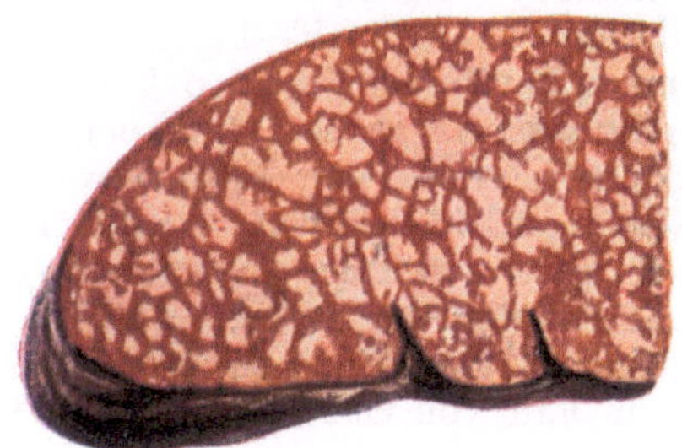

Abb. 7.   Milztuberkulose.

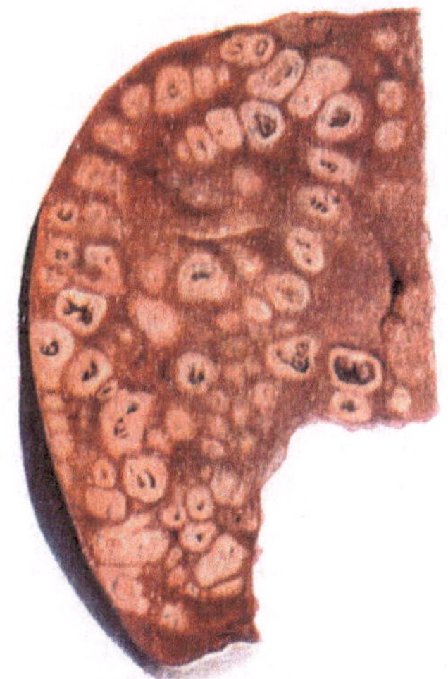

Abb. 8.   Milztuberkulose mit zentraler Erweiterung der Knoten.

Die isolierte primäre Milztuberkulose.

In seiner Monographie „Über die Krankheiten der Milz" aus dem Jahre 1898 beginnt Litten das Kapitel: „Die Tuberkulose der Milz" mit folgenden Sätzen: „Als eine häufig vorkommende, aber in klinischer Beziehung bedeutungslose Neubildung in der Milz ist die Tuberkulose anzuführen.   Sie kommt selbständig nicht vor, bildet vielmehr stets eine Teilerscheinung allgemeiner Tuberkulose, sei es, daß es sich um allgemeine akute Miliartuberkulose, oder um chronische Tuberkulose der Lungen, des Darmes oder der Drüsen handelt. Immer tritt dabei die tuberkulöse Erkrankung der Milz sehr in den Hintergrund im Vergleich zu den sonst vorliegenden tuberkulösen Organerkrankungen."

Inzwischen aber hat man erkannt, daß eine Tuberkulose der Milz in gar nicht so seltenen Fällen als selbständige, primäre und isolierte Erkrankung vorkommt, oder daß wenigstens die Tuberkulose die Milz vorzugsweise ergriffen hat, so daß sie sowohl klinisch infolge ihrer Erkrankung allein Symptome macht, als auch bei der Obduktion infolge ihrer schweren Erkrankung im Mittelpunkt des Interesses steht. Es ist nicht ausgeschlossen, daß vielleicht eine besondere Spezies des Tuberkelbazillus diese ungewöhnliche Lokalisation hervorbringt. Als wichtigste Abhandlungen über diese interessante Krankheit nenne ich die Arbeiten von Cominotti, Rendu und Widal, Moutard-Martin und Lefas, von Bayer und von Fischer.

Die Symptomatologie der primären Milztuberkulose gleicht natürlich in ihren wesentlichsten Einzelheiten der der Splenomegalien überhaupt. Es zeigen sich unangenehme Sensationen in der Milzgegend, Empfindungen von Druck, Schwere und Völle. Der Milztumor wird immer größer, ev. vom Patienten selbst bemerkt, und kann auch Schmerzen verursachen. Gewöhnlich stellt sich sehr bald Abmagerung ein, Verdauungsstörungen, Appetitlosigkeit, Dyspnöe, allgemeine Schwäche und in manchen Fällen, aber keineswegs in allen, wird Fieber beobachtet.

In einem Falle von Fischer traten infolge Druck des Milztumors vom linken Hypochondrium ausgehende, in das linke Bein ausstrahlende Schmerzen auf, welche die Patientin so belästigten, daß sie um die Operation bat.

Während sich die meisten Fälle langsam entwickeln, und chronisch verlaufen und über Jahre erstrecken können, sind auch akute Fälle beschrieben worden (Scharoldt, Mariot, Steward). Meist sind Erwachsene befallen, doch kommt das Leiden auch bei Kindern vor. Im Alter von 30—40 Jahren scheint die Krankheit am häufigsten zu sein.

Die Form der Milz kann eine normale sein, doch können die tuberkulösen Herde auch so liegen, daß Höcker entstehen. Teils findet man bei der Sektion bzw. Operation die Milz von zahlreichen miliaren Knötchen durchsetzt, teils die sogenannte großknotige Form der Tuberkulose. Sowohl die großen wie die kleinen Produkte der Tuberkulose können konfluieren und so kommt es bei fortschreitender Verkäsung zu mehr oder weniger großen, ev. auch multiplen Höhlenbildungen. Die Masse und das Gewicht der Milz schwanken natürlich in beträchtlichen Grenzen. Neben unbedeutenden, gerade noch erkennbaren Milztumoren finden sich auch ganz gewaltige Vergrößerungen. So wog die Milz in dem Fall von Cominotti 4200 g, bei Rendu und Widal 3780 g, während nach Orth das normale Gewicht der Milz zwischen 150 und 250 g geschwankt. Die Diazoreaktion war im Fall von Ciaccio positiv. Ein solcher Befund dürfte wohl häufiger zu erwarten sein.

Der Blutbefund ist nicht charakteristisch, wenn auch nur wenige Fälle nach modernen Methoden untersucht zu sein scheinen. Es sind sowohl normale wie subnormale Zahlen für die Erythrocyten wie für die Leukocyten gefunden worden.

In dem Falle Fischers betrug die Zahl der roten Blutkörperchen 4050000 bis 4800000, die der weißen schwankten zwischen 3000 und 5400. Es war eine Vermehrung der großen mononukleären Formen festzustellen. Der Blutbefund in einem Falle von Ciaccio war dagegen folgender: Rote Blutkörperchen 3 200 000, weiße Blutkörperchen 7500, Hämoglobin 50 (Flaischl), Lymphocyten 31 %, große Mononukleäre 15 %, Übergangsformen 6 %, Polymorphkernige Neutrophile 45 %, Eosinophile 2 %, Mastzellen 1 %. Vereinzelt kernhaltige rote Blutkörperchen. Viel diskutiert worden ist nun ein bemerkenswerter Blutbefund, der in den Fällen von Cominotti, Rendu und Widal, Moutard-Martin und Lefas, sowie in den Beobachtungen von

Rosengart und Preiss, erhoben werden konnte, nämlich eine ausgesprochene Hyperglobulie.

Wie eine Literaturdurchsicht zeigt, ist diese Hyperglobulie nur eine Begleiterscheinung der isolierten Milztuberkulose und man hat letztere deshalb vielfach als eine zufällige Komplikation der Polyglobulie angesehen.

Indessen scheint es doch nach neueren Beobachtungen, daß vielleicht Rosengart recht hat, wenn er meint, daß die durch die Milztuberkulose bedingte Funktionsschädigung der Milz eine gesteigerte Aktivität des Knochenmarkes zur Folge hat. Hat man doch neuerdings wiederholt nach Exstirpationen gesunder und kranker Milzen eine Polyglobulie eintreten sehen. (Cominotti, Küttner, Rougton, Legg und D'Este, Emmery, Lethaus, Schupfer, Levison, Klemperer und Hirschfeld). Die erythrolytische Funktion der Milz wird in der Norm nach der Splenektomie von anderen Organen in erster Linie wohl von den Lymphdrüsen und dem Knochenmark übernommen und so kommt es trotz Ausfalls der Milzfunktion zu einem normalen Verhalten des Blutes. Offenbar gibt es aber Individuen, bei denen diese Kompensation nicht eintritt, und das sind dann vielleicht diejenigen Fälle, in denen es nach Ausfall der gesamten Milzfunktion bei Splenektomie oder nach einer teilweisen Schädigung derselben wie bei der Milztuberkulose zu einer Polycythämie kommt. Allerdings müßte man dann auch bei anderen Milzkrankheiten, wie Tumoren, Cysten verschiedener Art etc. ähnliches erwarten. Doch liegen solche Beobachtungen in der Literatur bisher noch nicht vor. Übrigens ist es nicht allein der Ausfall der erythrocytenzerstörenden Funktion der Milz, sondern in erster Linie wahrscheinlich der Ausfall einer die Erythrocytenproduktion des Knochenmarkes regelnden Substanz, eines Hormons, wodurch die Polycythämie nach Ausfall der Milzfunktion hervorgerufen wird (Hirschfeld und Weinert).

Der Diagnose der primären Milztuberkulose stehen vorderhand noch außerordentlich große Schwierigkeiten entgegen. Der Blutbefund ist zu verschieden, als daß man auf ihn etwas geben könnte. Differentialdiagnostisch kommen fast alle existierenden Formen von Splenomegalie in Frage. Eine Probepunktion der Milz ist bei positivem Tuberkelbazillenbefund ausschlaggebend. Bisher ist dieselbe noch nicht in solchen Fällen ausgeführt worden. Es wird natürlich ein Zufall sein, wenn es gelingt, tuberkulöse Massen zu aspirieren. Bayer empfiehlt die Tuberkulinreaktion zur Diagnose der isolierten Milztuberkulose anzuwenden. Praktische Erfahrungen darüber liegen bisher noch nicht vor. Fischer macht darauf aufmerksam, daß vielleicht ein tuberkulöser Milztumor nach Tuberkulininjektion ebenso durch erhöhte Schmerzhaftigkeit reagieren könnte, wie eine tuberkulöse Lunge durch vermehrte Sekretion und eine tuberkulöse Lymphdrüse durch Schwellung und Schmerzhaftigkeit.

Therapie. Die einzige rationelle Therapie der isolierten Milztuberkulose ist natürlich die Exstirpation der Milz, da durch sie der Krankheitsherd beseitigt wird, der nicht nur durch Bildung toxischer Substanzen den Organsimus schwer schädigt, sondern auch Veranlassung zu einer weitverbreiteten Metastasierung der Tuberkulose werden kann. Tatsächlich ist in einer Reihe von Fällen auf diese Weise Heilung erzielt worden. Sie ist bisher im ganzen 13 mal ausgeführt worden, darunter viermal mit tödlichem Ausgang. Doch wurde derselbe durch unglückliche Zufälle herbeigeführt, wie Nachblutung etc. Eine tuberkulöse Erkrankung anderer Organe dürfte wohl nur dann als Kontraindikation gegen die Splenektomie gelten, wenn die Tuberkulose weit vorgeschritten ist und das Allgemeinbefinden stark beeinflußt hat. In solchen Fällen kann man versuchen, durch Röntgen-, Radium- oder Mesothoriumbestrahlungen die Milz zu verkleinern, und auf diese Weise die subjektiven Beschwerden der Patienten zu lindern. Auch andere roborierende Maßnahmen kommen in Betracht, wie Arsenbehandlung, klimatische Kuren etc. Eine Tuberkulinbehandlung dürfte bei der Größe der tuberkulösen Herde in der Milz kaum einen nennenswerten Effekt haben.

Der syphilitische Milztumor.

Bei der Syphilis sind verschiedene Formen von Affektionen der Milz beobachtet worden. Im Sekundärstadium der Syphilis kann eine geringfügige Hyperplasie sich entwickeln, so daß das Organ unter den Rippen fühlbar wird. Über die Häufigkeit des Milztumors im Sekundärstadium der Lues gehen die Angaben der Autoren auseinander. Zuerst haben Biermer 1862 und Weil 1873 auf das Vorkommen einer klinisch nachweisbaren Milzschwellung bei sekundärer Syphilis aufmerksam gemacht. Colombini hat behauptet, daß der Milztumor ein regelmäßiger Befund im Sekundärstadium der Syphilis sei. Weil konnte bei 25 frischen Syphilitikern nur 3 mal einen Milztumor nachweisen, Wewer unter 79 Fällen 6 mal, und erklärte den Milztumor bei frischer Lues für eine Seltenheit, Nolte fand unter 50 Fällen nur zweimal eine geschwollene Milz, Avancini unter 30 Fällen 8 mal, Schuchter unter 22 Fällen 6 mal, Queirolo unter 19 Fällen 15 mal, Wölffert unter 490 Fällen 16 mal. Bianchi behauptet wiederum in Übereinstimmung mit Colombini bei sekundärer Syphilis immer eine Milzvergrößerung nachweisen zu können.

Bruhns, dem ich diese historischen Angaben entnehme, hat in 60 frischen Syphilisfällen systematische Untersuchungen der Milz vorgenommen. Er konnte unter diesen nur 4 mal mit Sicherheit einen Milztumor nachweisen. Unter dem Einfluß der antisyphilitischen Behandlung verschwand der Milztumor. Die großen Differenzen zwischen den einzelnen Autoren nach dieser Richtung hin führt Bruhns darauf zurück, daß diejenigen, welche häufig Milztumoren bei Lues gefunden haben, sich auf die Resultate der Perkussion verlassen haben.

Der Milztumor kann schon zu einer Zeit auftreten, wo Sekundärerscheinungen noch fehlen, gewöhnlich aber tritt er zugleich mit den Sekundärsymptomen auf oder einige Zeit später. Auch bei Rezidiven kann sich wieder eine Milzschwellung entwickeln. Irgendwelche Schlüsse in diagnostischer Hinsicht kann man aus dem Vorhandensein oder Fehlen eines Milztumors bei einer frischen Lues nicht ziehen, ebensowenig daraus Wegweiser für unser therapeutisches Handeln ableiten.

Bei hereditärer Lues der Neugeborenen und Kinder ist ein großer Milztumor eine sehr häufige Erscheinung. Doch findet man keineswegs immer gummöse Veränderungen, sondern oft nur reine Hyperplasie und Gefäßveränderungen. Eine Beteiligung des Stromas kann vorkommen. In einigen Fällen, in denen darauf geachtet worden ist, wurde auch myeloide Umwandlung der Milz festgestellt. Manchmal besteht eine Perisplenitis.

Gummöse Prozesse sind bei syphilitischen Neugeborenen selten, häufiger bei älteren Kindern. Diese Gummata können zur Narbenbildung führen. Man soll immer bei vergrößerten Milzen von Kindern an hereditäre Lues denken. Die Diagnose mit Hilfe der Wassermannschen Reaktion bereitet keine Schwierigkeiten.

Bei den syphilitischen Erkrankungen der Milz im Spätstadium unterscheidet man seit Virchow eine interstitielle und eine gummöse Form.

Bei der interstitiellen syphilitischen Splenitis, die oft mit syphilitischen Erkrankungen anderer Visceralorgane kombiniert ist, unterscheidet man ein Anfangsstadium, in dem Hyperplasie und Hyperämie besteht und ein Spätstadium, in dem es zu einer Induration der Milz kommt, einer starken Bindegewebsvermehrung des stromatischen Gerüstes und einer Einengung und Atrophierung der Pulpa und der Follikel. Meist findet man auch spezifische syphilitische Erkrankungen der Gefäße. Es kann sich hieraus eine direkte Cirrhose der Milz entwickeln. Gewöhnlich sind diese syphilitischen Milzen groß, doch kann sich auch, namentlich bei einer hochgradigen Erkrankung der Gefäße, wie die Beobachtungen von Neumann, Kundrat, Ducrey lehren, eine direkte Atrophie der Milz, ja eine Nekrose entwickeln.

Die gummöse Form der syphilitischen Splenitis ist gleichfalls sehr selten. Man unterscheidet miliare und großknotige Gummata und letztere können über die Oberfläche prominieren, wenn sie frisch sind. Später führen sie zu narbigen Schrumpfungen. Die gummöse Splenitis ist gewöhnlich mit interstitiellen Prozessen und Gefäßerkrankung kombiniert. Bei allen syphilitischen Affektionen der Milz kann eine amyloide Degeneration vorhanden sein.

Von besonderem Interesse ist es nun, daß syphilitische Erkrankungen der Milz, wenn sie zu einer Vergrößerung des Organs führen, den Symptomenkomplex der Bantischen Krankheit veranlassen können. Solche Fälle sind von Chiari, Marchand, Hochhaus, Hocke, Schmidt, Monaschkin, Neuberg, Fuhs, Seiler und Vogel beschrieben worden. Sie kommen bei Erwachsenen wie bei Kindern vor, auf Grundlage einer erworbenen, wie einer hereditären Lues. Die Veränderungen der Milz sind bald interstitieller, bald gummöser Natur, oder zeigen beide Arten syphilitischer Splenitis und gewöhnlich mit einer ausgesprochenen syphilitischen Lebererkrankung kombiniert. In früheren Jahren wurde die Diagnose erst auf dem Sektionstisch gestellt, jetzt zieht man die Wassermannsche Reaktion in Anwendung. Selbstverständlich kann letztere auch einmal positiv sein, ohne daß gerade die Milz- und Lebererkrankung auf der vorhandenen Lues zu beruhen braucht.

Die syphilitischen Erkrankungen der Milz sind prognostisch nicht ungünstig und weichen oft einer spezifischen Behandlung mit Quecksilber oder Salvarsan. Speziell der syphilitische Pseudo-Banti kann günstig beeinflußt werden, wie besonders ein von Schmidt mitgeteilter Fall, der auf hereditärer Lues beruhte, beweist.

Der Milztumor bei Leukämie.

Daß im Symptomenkomplex der leukämischen und aleukämischen Krankheitsprozesse der Miltumor eine wichtige Rolle spielt, ist bekannt. Da diese Affektion in einem besonderen Bande dieses Werkes vom Verfasser ausführlicher besprochen werden sollen, braucht hier nur kurz auf diese Verhältnisse eingegangen zu werden.

Bei der myeloischen Leukämie steht der Milztumor so sehr im Vordergrund des ganzen Symptomenkomplexes, daß die durch ihn veranlaßten Beschwerden häufig der Grund dafür sind, daß überhaupt ärztlicher Rat eingeholt wird. Es gibt aber auch Fälle, in welchen die Kranken von der Existenz ihrer geschwollenen Milz keine Ahnung haben. Der Milztumor bei der myeloiden Leukämie ist immer sehr groß und überschreitet in unbehandelten Fällen fast immer die Mittellinie nach rechts und reicht nach unten hin mindestens bis zum Nabel oder noch weiter. Fälle, in denen der untere Milzpol bis in die Gegend der rechten Darmbeinschaufel hineinreicht, sind durchaus keine Rarität. Gewisse Schwankungen der Größe der Milz im Verlauf der Leukämie kommen auch ohne Behandlung vor. Gelegentlich wird auch eine leukämische Wandermilz beobachtet. Perisplenitische Prozesse sind nicht selten. Sie gehen oft, aber nicht immer, mit schmerzhaften Sensationen einher, der Patient selbst bemerkt vielfach das bei den respiratorischen Exkursionen des Organs auftretende Reiben, welches auch die aufgelegte Hand fühlt und das sich auch auskultatorisch nachweisen läßt. Eine gewisse Druckempfindlichkeit der Milz kann in solchen Fällen bestehen. Spontane und Druckschmerzhaftigkeit wird auch gelegentlich beobachtet, wenn die Milz innerhalb kurzer Zeit schnell wächst, oder wenn sie sich infolge therapeutischer Beeinflussung durch Strahlenbehandlung schnell verkleinert. Vielfach sind auch Infarkte, die man ja in leukämischen Milzen oft findet, Ursache von Schmerzen und perisplenitischen Erscheinungen. Relativ selten hört man bei der Auskultation über der leukämischen Milz Gefäßgeräusche. Die Diagnose ist natürlich leicht, da die Blutuntersuchung sofort Aufklärung schafft. Es sei erwähnt, daß sowohl der Milztumor, wie der leukämische Blutbefund sehr weit vorgeschritten sein können, ohne daß eine Kachexie besteht, ja ohne daß die Patienten ein Krankheitsgefühl haben. Das Aussehen solcher Patienten kann ein direkt blühendes sein.

Über den Einfluß interkurrenter Infektionen auf den Milztumor und über die weitgehende therapeutische Beeinflussung desselben wird in dem die Leukämien behandelnden Bande näheres mitgeteilt werden.

Histologisch besteht der Milztumor bei der myeloiden Leukämie aus Knochenmarkzellen. Die Follikel sind hochgradig atrophisch, oder ganz geschwunden, die myeloide Wucherung geht von der Pulpa aus. Häufig sind, wie bereits erwähnt, auf Thrombose beruhende Infarkte des myeloischen Milztumoren, selten größere Blutungen, die in einem Falle eigener Beobachtung zum plötzlichen Tod geführt haben.

Besonders in differentialdiagnostischer Beziehung von außerordentlicher Wichtigkeit ist der Milztumor bei der aleukämischen Myelose (myeloide Pseudoleukämie). Dieses Krankheitsbild ist erst in der letzten Zeit bekannt geworden und ist offenbar sehr selten. Man findet in derartigen Fällen in den Blutbildungsorganen die Veränderungen der myeloiden Leukämie, dagegen keine leukämischen Blutbefunde. Die Zahl der Leukocyten ist normal, leicht erhöht, oder sogar subnormal, es können geringe Prozentzahlen von Myelocyten vorhanden sein, aber auch fehlen, die eosinophilen und Mastzellen sind nicht vermehrt oder fehlen sogar völlig. In den meisten Fällen scheint eine mittelschwere Anämie vorhanden zu sein, fast immer findet man nicht unbeträchtliche Mengen von Normoblasten und Megaloblasten. Die Poikilocytose ist meist recht hochgradig und das Blutbild kann sehr an das der perniciösen Anämie erinnern. Die Leber ist meist geschwollen, Lymphknotenschwellungen fehlen, oder sind nur unbedeutend. Gegen Ende des Lebens kann das Blutbild in das typische der myeloiden Leukämie übergehen. Im großen und ganzen gleicht also das ganze Krankheitsbild außerordentlich dem einer erfolgreich mit Röntgenstrahlen behandelten myeloiden Leukämie, nur daß der große Milztumor vorhanden ist und eine Kachexie besteht.

Der pathologisch-anatomische und histologische Befund gleicht bis auf das Fehlen der eosinophilen Elemente und der Mastzellen völlig dem der myeloiden Leukämie.

Es ist einleuchtend, daß die Differentialdiagnose Schwierigkeiten machen muß, und daß alle anderen mit Anämie einhergehenden Splenomegalien differentialdiagnostisch in Frage kommen. Ausschlaggebend für die Diagnose ist das Ergebnis der Milzpunktion, das eine myeloide Umwandlung ergibt, die gewöhnlich sehr hochgradig ist. Von anderen Splenomegalien findet man wohl nur beim hämolytischen Ikterus geringe Grade myeloider Umwandlung in der Milz. Aber gerade diese Krankheit ist durch die Anamnese und die Resistenzbestimmung der roten Blutkörperchen leicht auszuschließen. Die Anaemia pseudoleucaemica als Erkrankung der ersten Lebensjahre dürfte differentialdiagnostisch kaum in Frage kommen. Im Kindesalter ist bisher kein Fall von aleukämischer Myelose bekannt geworden.

Bei der lymphatischen Leukämie ist die Milz auch stets geschwollen, aber gewöhnlich nur in geringem Maße. Die Lymphknotenschwellungen und der Blutbefund weisen stets den richtigen Weg für die Diagnose. Doch gibt es auch lymphatische Leukämien, bei denen der Milztumor die gleiche Größe erreicht wie bei myeloischen Leukämien und bei denen die Lymphdrüsenschwellungen außerordentlich geringfügig sein können.

Ebenso findet man bei der aleukämischen Lymphadenose (lymphatische Pseudoleukämie) Milztumoren, die recht erhebliche Dimensionen erreichen können. Auch in solchen Fällen können gelegentlich die Lymphknotenschwellungen so klein sein, daß diagnostische Schwierigkeiten entstehen. Auch hier gibt der Blutbefund den Ausschlag, der für aleukämische Lymphadenose spricht, wenn eine relative Lymphozytose mit pathologischen Lymphocytenformen nachzuweisen ist. Theoretisch wäre es natürlich möglich, daß gelegentlich mal diese relative Lymphocytose fehlt.

Bei den akuten Leukämien und Aleukämien ist der Milztumor gewöhnlich außerordentlich geringfügig, ja er kann vollständig fehlen.

Der Milztumor bei Lymphogranulom.

Auch die Lymphogranulomatose wird in dem Band, der die Systemerkrankungen des hämatopoetischen Apparates behandelt, eingehend von mir besprochen werden. Die Lymphogranulomatose (Sternbergsche Krankheit, oft auch als Morbus Hodgkin bezeichnet) ist eine Systemerkrankung des lymphatisch-hämatopoetischen Apparates infektiöser Ätiologie, bei der es in allen Blutbildungsorganen zu der Entwicklung tumoröser Schwellungen kommt, die aus einem eigenartigen Granulationsgewebe bestehen, das reich an Riesenzellen ist, die den Megakaryocyten des Knochenmarkes ähneln, und an großen epithelioiden Zellen (Sternbergsche Zellen), oft auch enorme Mengen eosinophiler Zellen enthält und zu nekrotischen Veränderungen neigt. In vorgeschrittenen Fällen findet man neben Nekrosen ein Narbengewebe. Die Milz ist so gut wie immer befallen und zeigt gewöhnlich zahlreiche große Knoten von weißer Beschaffenheit. Auf der Schnittfläche wechseln rote und weiße Partien ab, weshalb man auch von Porphyr- oder Bauernwurstmilz gesprochen hat. Vielfach erreicht die Milz ganz beträchtliche Dimensionen und wenn äußerlich fühlbare Lymphknoten nur wenig oder gar nicht geschwollen sind, können sehr große differentialdiagnostische Schwierigkeiten entstehen, zumal der Blutbefund nicht absolut charakteristisch zu sein braucht und das für viele Fälle typische intermittierende Fieber fehlen kann.

Es sind einige Fälle bekannt geworden (Symmers. Wade), in denen wenigstens klinisch lediglich ein Milztumor bestand. Derselbe führte sogar im Falle Wades zur Splenektomie, welche der Patient noch zwei Jahre überlebte. Man wird daher bei großen Milztumoren auch an diese seltene Lokalisationsform des Lymphogranuloms denken müssen.

Splenomegalie Typus Gaucher.

Eine eigenartige und seltene, erst in ca. 16 Fällen beobachtete Erkrankung ist die nach Gaucher genannte Form der Splenomegalie. Dieser Autor beschrieb das Leiden im Jahre 1882 und faßte die Erkrankung als ein primäres Epitheliom der Milz auf. Von dieser Anschauung ist man auf Grund exakter histologischer Untersuchungen weiterer Fälle längst zurückgekommen. Seit den Arbeiten von Schlagenhaufer wissen wir, daß diese eigentümliche Erkrankung zu den Systemaffektionen des hämatopoetischen Apparates gehört, nur ist die Milz das vorzugsweise befallene Organ und ist wahrscheinlich auch lange Zeit hindurch allein erkrankt. Man findet in erster Linie in der Milz, aber auch in den Lymphdrüsen, im Knochenmark und in der Leber Anhäufungen großer eigenartiger an Endothelien erinnernder Zellen, die lipoidartige Substanz enthalten.

Sichere Beobachtungen dieser Erkrankung mit genauer histologischer Untersuchung stammen von Gaucher, Collier, Picouet, Ramond, Bovaird, Brill, Mandelbaum und Libman (diese Autoren haben die meisten Fälle beobachtet), Schlagenhaufer, Herczel, Marchand und Risel, de Jong und van Heukelom, Wilson, Downes, Erdmann und Moorhead, Niemann. Es sind noch eine Reihe anderer Beobachtungen als Gauchersche Krankheit publiziert, doch ist es bei einigen derselben zweifelhaft, ob sie wirklich in diese Kategorie gehören, bei anderen sicher, daß es sich um durchaus verschiedenartige Erkrankungen gehandelt hat.

Vorkommen und Ätiologie. Hie und da hat man das Leiden isoliert bei einzelnen Individuen angetroffen, gewöhnlich aber sind mehrere Mitglieder einer Familie, und zwar nur einer Generation, erkrankt, während die übrigen Geschwister gesund sein können. Eine Erkrankung von Vater und Kind wird nur von Rettig mitgeteilt; doch ist die Diagnose hier nicht ganz einwandsfrei, da kein Obduktionsbefund vorliegt. Es ist also die Splenomegalie Typus Gaucher ein familiäres, wahrscheinlich aber kein hereditäres Leiden. Bei weitem die meisten Fälle betreffen das weibliche Geschlecht. Vielfach wurde die Krankheit bereits im frühesten Kindesalter festgestellt, wiederholt aber auch erst in späteren Jahren. Über die Ätiologie ist nichts bekannt. Eine parasitäre Ursache ist sehr unwahrscheinlich, insbesondere spielen Malaria und Lues keine ursächliche Rolle.

Die Krankheit dauert gewöhnlich jahrzehntelang und meist führen interkurrente Krankheiten zum Tode.

Symptome. Offenbar entsteht das Leiden ganz allmählich, ohne subjektive Beschwerden zu machen, denn in den meisten Fällen wurde das Kardinalsymptom, der Milztumor, gelegentlich zufälliger Untersuchungen entdeckt. Nach kürzerer oder längerer Zeit aber pflegt der Milztumor so zu wachsen, daß er den Patienten auffällt und sie veranlaßt, ärztliche Hilfe aufzusuchen. Im Laufe der Jahre erreicht die Milz immer größere Dimensionen und die voluminösesten Milztumoren, die wir überhaupt kennen, kommen bei der Gaucherschen Splenomegalie vor. Gelegentlich können auch Schmerzen in der Milzgegend auftreten, die höchstwahrscheinlich von perisplenitischen Komplikationen abhängen. Die Oberfläche der Milz ist glatt, eine höckerige Beschaffenheit kann nur dadurch zustande kommen, daß produktive perisplenitische Wucherungen auftreten.

Nach längerem Bestehen der Krankheit pflegt sich auch eine Vergrößerung der Leber einzustellen. Dadurch wird dann die Auftreibung des Leibes noch eine stärkere. Der untere Leberrand kann die Höhe des Nabels überschreiten. Die Oberfläche der Leber bleibt glatt.

Lymphknotenschwellungen, die, wie wir später sehen werden, wenigstens an den lymphatischen Apparaten der Körperhöhlen ein regelmäßiger Befund sind, sind in manchen Fällen nach längerem Bestand des Leidens, wenn auch nur in geringem Maße, festgestellt worden.

In manchen Fällen wird nach längerem Bestehen des Leidens über Schmerzen in den unteren Enden der Ober- und Unterschenkelknochen geklagt. Sternalschmerzhaftigkeit finde ich nur einmal erwähnt.

Von seiten des Herzens und Gefäßsystems finden sich in unkomplizierten Fällen keinerlei subjektive oder objektive Veränderungen.

Eigentümlich ist eine Verfärbung der Haut, die in späteren Stadien der Krankheit eintritt. An den unbekleideten Körperteilen, also im Gesicht und an den Händen, tritt eine ockerfarbige Pigmentierung auf. Es wird ferner angegeben, daß man an der Conjunctiva beider Augen Pingueculae von gelblicher Färbung fast niemals vermißt. Brill und Mandelbaum geben ausdrücklich an, diese Veränderung an den Augen in ihren Fällen immer gesehen zu haben.

Auffällig ist das Fehlen igendwelcher schwerer Allgemeinerscheinungen, insbesondere aller kachektischen Symptome viele Jahre und ev. Jahrzehnte hindurch. Die Kranken befinden sich in durchaus erträglichem, meist sogar recht gutem Zustand und suchen gewöhnlich keine ärztliche Hilfe auf, da sie sich nicht krank fühlen. Erst im vorgeschritteneren Stadium beginnt ein Nachlassen der Körperkraft, verbunden mit einer Beeinträchtigung des Allgemeinbefindens, dem Gefühl großer Schwäche und Abgeschlagenheit und einer auffälligen Abmagerung. In diesem Stadium kontrastiert der durch die Milz und Leberschwellung stark aufgetriebene Leib in eigentümlicher Weise mit dem stark reduzierten Fettpolster der oberen und unteren Körperhälfte.

Von besonderem Interesse ist natürlich das Verhalten des Blutes. Eine Leukopenie ist meist schon recht frühzeitig festzustellen, fehlt indessen bisweilen, dagegen kann die Zahl der roten Blutkörperchen und der Hämoglobingehalt jahrelang normal oder nur unbedeutend herabgesetzt sein. Auch fehlen morphologische Veränderungen an den roten Blutkörperchen. Resistenzbestimmungen scheinen nicht vorgenommen worden zu sein. Hin und wieder hat man eine geringe relative Lymphocytose geringeren Grades konstatiert und in zwei Fällen wurden ganz winzige Mengen von Myelocyten gefunden. Im Laufe der Jahre aber kann sich eine Anämie mit herabgesetztem Färbeindex einstellen. Im Durchschnitt hat man in den vorgeschrittenen Fällen 65 $^0/_0$ Hämoglobin gefunden, nur ein einziges Mal 35 $^0/_0$.

Ikterus gehört nicht zum Krankheitsbilde der Gaucherschen Splenomegalie. Das bräunliche Pigment einzelner Hautpartien, das bereits erwähnt wurde, ist kein Gallenfarbstoff. Auch im Urin wie im Blutserum findet man kein Bilirubin, dagegen erwähnen Brill und Mandelbaum den Befund von Urobilin in ihren Fällen. Doch liegen systematische Untersuchungen hierüber noch nicht vor. Eiweiß oder Zucker wurde in keinem bekannt gewordenen Falle gefunden. In den vorgeschritteneren Stadien der Krankheit soll eine große Neigung zum Schwitzen bestehen. Vielfach trat eine hämorrhagische Diathese auf, die sowohl zu kleinen Haut- wie Schleimhautblutungen führte.

Wie bereits erwähnt, kann das Leiden Jahrzehnte lang bestehen. So betrug die Krankheitsdauer in dem von Schlagenhaufer mitgeteilten Fall nachgewiesenermaßen 39 Jahre. Nach einer Berechnung von Brill und Mandelbaum ist die Durchschnittsdauer der Krankheit 19,3 Jahre. Der Tod erfolgte in allen bekannt gewordenen Fällen an komplizierenden Erkrankungen. Besonders häufig scheint Tuberkulose als Komplikation hinzuzutreten.

Pathologische Anatomie. In allen zur Sektion gekommenen Fällen hat man außer einer Vergrößerung der Leber und Milz auch eine solche der inneren Lymphknoten und eine geringe der äußeren gefunden. Die stark vergrößerte Milz zeigt fast immer perisplenitische Veränderungen, insbesondere Verdickung der Kapsel an einigen Stellen. Auf der Schnittfläche werden zahlreiche weiße bis graue Herde beschrieben. Follikel sind nicht sichtbar. Infarkte werden wie bei allen pathologischen Milzen gelegentlich gefunden. Das höchste bisher festgestellte Milzgewicht betrug 7400 g. Die mikroskopische Untersuchung der Milz ergibt einen überraschenden Befund, der durch nebenstehende Abbildung

(Abb. 9) eines Falles von Eppinger illustriert wird. Nichts erinnert an die Milzstruktur, im ersten Augenblick denkt man daran einen Leberschnitt vor sich zu
haben. Man sieht zahlreiche eigenartige große an Endothelien erinnernde Zellen,
meist mit einem, seltener mit mehreren kleinen Kernen, die gruppenweie zu-
sammenliegen. Sie werden voneinander getrennt durch bindegewebige Züge,
die nach innen zu meist eine Endothelbekleidung erkennen lassen, und deshalb
allgemein als die erweiterten venösen Sinus der Milz aufgefaßt werden. Zwischen
den Sinus sieht man hie und da noch Zellen, die offenbar Reste von Pulpazellen oder Follikelelementen sind. Manche Sinus sind auch von roten Blutkörperchen ausgefüllt. Ganz die gleichen großen Zellen zu Gruppen vereint
findet man nun in den Lymphknoten, in der Leber und auch im Knochenmark
in großen Mengen, niemals aber in anderen Organen. Bemerkenswert ist noch

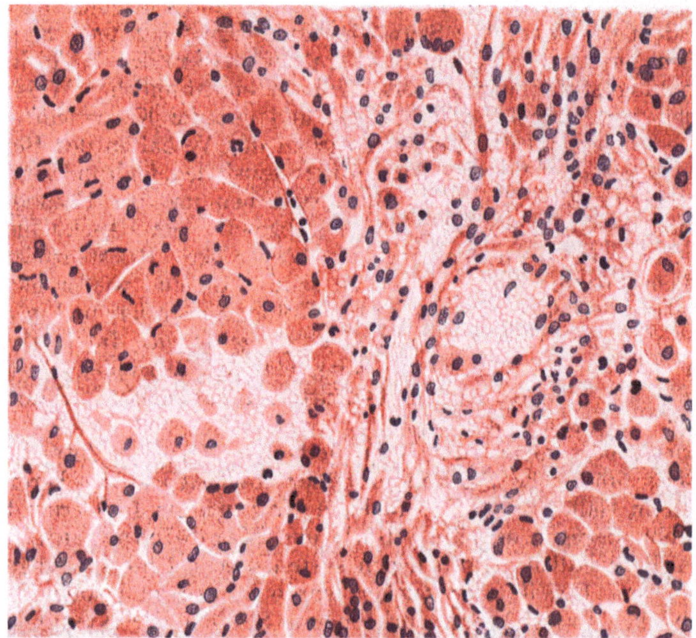

Abb. 9. Großzellige Splenomegalie (Typus Gaucher) nach Eppinger.

der zuerst von Schlagenhaufer erhobene Befund von Pigmentkörnchen,
sowohl in Milz, Drüsen und Leber, wie gelegentlich auch in anderen Organen.
Über die Natur dieser großen Zellen, welche für die Gauchersche Splenomegalie charakteristisch sind, ist viel gestritten worden. Die epitheliale und
endotheliale Natur derselben kann als widerlegt gelten. Man muß mit Schlagenhaufer, Marchand und Risel annehmen, daß sie aus dem retikulären
Gewebe der Milz und der anderen Organe, also aus Bindegewebszellen hervorgehen. Marchand und Risel nehmen an, daß der eigenartige Habitus dieser
Zellen dadurch entsteht, daß eine eigentümliche Umwandlung ihres Proto-
plasmas oder die Einlagerung einer besonderen fremden Substanz stattfindet.
Nach Risel handelt es sich um einen besonderen, sonst noch unbekannten
Eiweißkörper, der der Pepsin- und Pankreasverdauung unterworfen ist, durch
Alkalien und Säuren nicht verändert wird, dessen Behandlung mit Alkohol,

Äther, Chloroform, Xylol, Aceton aber ein eigentümliches vaskuläres Aussehen der Zellen bedingt, der weder basophil noch oxyphil ist, mit den sonst vorkommenden Eiweißkörpern aber offenbar nichts zu tun hat, jedoch vielleicht mit Amyloid und Hyalin eine entfernte Verwandtschaft haben mag.

Einen ganz ähnlichen Befund hat kürzlich Schultze in einem Fall von Lipoidämie bei einem schweren Diabetiker erhoben, dessen Milz leicht vergrößert war. Er ist geneigt, eine Identität der in diesem Falle gefundenen großen Zellen, die sich mit der Smith-Dietrichschen Chromhämatoxylinlackmethode intensiv stahlblau und mit einer Modifikation der van Giesonschen Methode schwarz färbten, und die demnach als lipoidhaltig aufzufassen sind, mit den großen Zellen der Gaucherschen Splenomegalie anzunehmen. Brill und Mandelbaum haben daraufhin am Material ihrer Fälle diese Lipoidfärbungen ausgeführt, ohne ein positives Resultat zu erhalten. Doch betrachten sie die Angelegenheit noch nicht für endgültig erledigt. Auch Lutz, der die Befunde Schultzes in zwei Fällen von diabetischer Lipoidämie bestätigt, läßt es unterschieden, ob der Inhalt der großen Zellen mit dem der morphologisch ebenso aussehenden bei der Gaucherschen Krankheit identisch ist. Es muß also weiteren Untersuchungen an neuen geeigneten Fällen vorbehalten bleiben, festzustellen, ob die großen Zellen der Gaucherschen Splenomegalie mit denen bei der großzelligen Hyperplasie der Milz bei diabetischer Lipoidämie identisch sind. Der zuerst von Schlagenhaufer geführte Nachweis, daß gleichzeitig in den Lymphknoten, der Leber und im Knochenmark die gleichen großen Zellen vorkommen, wie in der Milz, während sie in anderen Organen fehlen, beweist, daß die Gauchersche Splenomegalie eine Systemerkrankung des gesamten hämatopoetischen Apparates ist, die sich nur vorzugsweise und anfänglich in der Milz lokalisiert. Als Metastasen kann man die Veränderungen der genannten Organe nicht auffassen, da das regelmäßige Vorkommen dieser Bildungen gerade im hämatopoetischen Apparat so nicht zu erklären wären, und Metastasen doch auch in anderen Organen auftreten müßten.

Differentialdiagnose. Die Differentialdiagnose der Gaucherschen Splenomegalie während des Lebens ist, besonders in den ersten Stadien der Krankheit, recht schwierig, besonders in den singulären Fällen. Sie ist leicht, wenn es sich um den familiären Typus handelt und man feststellen kann, daß Geschwister schon jahrelang eine große Milz haben, ohne in ihrem Befinden nennenswert gestört zu sein. Überhaupt spricht gutes Allgemeinbefinden und Fehlen der Anämie bei einem Milztumor sehr für Gauchersche Splenomegalie. Gegenüber dem hämolytischen Ikterus ist eine Resistenzbestimmung der roten Blutkörperchen ausschlaggebend, die bei dieser Krankheit fast stets Resistenzherabsetzung ergibt. Auch ist die Anamnese dieser Fälle — häufige Attacken von Gelbsucht mit nachfolgender Anämie — recht charakteristisch. Bei hämolytischem Ikterus findet man eigentlich immer höhere Grade von Anämie, niemals Leukopenie und wohl immer durch vitale Färbung darstellbare Substantia granulofilamentosa. In den späteren Stadien der Gaucherschen Splenomegalie ist die Unterscheidung von Morbus Banti schwierig, da bei beiden Affektionen Anämie und Leukopenie besteht. Eine Lebervergrößerung wird mehr gegen Banti und für Morbus Gaucher sprechen. Recht charakteristisch und diagnostisch verwertbar ist auch das eigenartige Hautkolorit. Vor Verwechselungen mit Leukämie schützt die Blutuntersuchung, gegenüber der aleukämischen Lymphadenose besonders der Nachweis einer ausgesprochenen relativen Lymphocytose mit pathologischen Lymphocyten, gegenüber der aleukämischen Myelose, die auch mit Lebervergrößerung einherzugehen pflegt, das Ergebnis der Milzpunktion, welches bei letzterer myeloide Umwandlung ergibt.

Im kindlichen Alter handelt es sich darum, auf kongenitaler Lues, auf

Rachitis und Anaemia pseudoleucaemica infantum beruhende Milztumoren auszuschließen. Bei der hypertrophischen Lebercirrhose, bei der auch eine große Leber und eine starke Milzschwellung besteht, ist stets starker Ikterus sowie eine Leukocytose vorhanden.

Therapie. Da die Gauchersche Splenomegalie ein sehr chronisch verlaufendes, lange Zeit hindurch das Allgemeinbefinden nicht beeinträchtigendes Leiden ist, wird man vielfach von jeder Therapie absehen können. In den späteren Stadien aber, wenn die Kachexie beginnt und die Milz und Leberschwellungen anfangen, den Patienten lästig zu werden, ist man gezwungen, therapeutisch einzugreifen. Man hat Arsenpräparate gegeben, man hat Röntgenstrahlen angewandt. Nennenswerte Erfolge sind nicht erzielt worden.

Auch die Splenektomie hat man vorgeschlagen und sie ist im ganzen in 10 Fällen ausgeführt worden, von denen zwei gestorben sind. Da bisweilen das Leiden, namentlich im kindlichen Alter, auch progressiver fortschreiten kann, als es gewöhnlich geschieht, sind die Chancen der Splenektomie ernstlich in Erwägung zu ziehen. Ein temporärer Erfolg scheint in den meisten operierten Fällen erreicht worden zu sein. Es liegen aber noch sehr wenige und nur über kurze Zeit sich erstreckende Erfahrungen nach dieser Richtung hin vor. Ein abschließendes Urteil ist daher zur Zeit noch gar nicht möglich. Immerhin muß die Berechtigung der Splenektomie bei diesem Leiden ernstlich angezweifelt werden, da es sich doch um eine Systemerkrankung handelt. Trotzdem wäre es möglich, daß die Entfernung des hauptsächlich erkrankten Organs, wenn auch nicht endgültige Heilung, so doch weitgehende und länger dauernde Besserung schafft. Jedenfalls werden die Patienten von demjenigen Organe befreit, das ihnen die meisten Beschwerden macht. Es sind noch weitere Erfahrungen über den Erfolg der Splenektomie und insbesondere über die Dauer der günstigen Beeinflussung notwendig, ehe man imstande sein wird, die Berechtigung dieses Eingriffes genau zu beurteilen.

Der Milztumor bei Rachitis.

Es kann keinem Zweifel unterliegen, daß man bei Rachitis außerordentlich häufig eine Schwellung der Milz findet. Eine ganze Reihe von Autoren haben das Verhalten der Milz bei dieser Krankheit genauer studiert und die Mehrzahl von ihnen findet eine Schwellung in auffällig zahlreichen Fällen. Redn erhob diesen Befund in 64,8 $\%$, Kuttner in 73,3 $\%$ und Starck in 68 $\%$ der untersuchten Fälle. Trotzdem stehen die Mehrzahl der Autoren auf dem Standpunkt, daß die Schwellung der Milz mit der Rachitis selbst nichts zu tun hat, sondern darauf zurückzuführen ist, daß rachitische Kinder besonders leicht Schädlichkeiten verschiedener Art ausgesetzt sind, und besonders Infektionen. Überhaupt kommt aber bei Kindern in demjenigen Lebensalter, in welchem Rachitis am häufigsten ist, ein Milztumor sehr oft vor. So fand Starck in seinem Material in 50 $\%$ aller zur Sektion kommenden Fälle von Kindern bis zu 3 Jahren unter Ausschluß der akuten Infektionskrankheiten, der Tuberkulose und der Syphilis in 50 $\%$ einen nichtfrischen Milztumor. Diese Tatsache, im Verein mit der Beobachtung, daß Schwere der Knochenveränderungen und Größe der Milzschwellung keineswegs einander parallel gehen, beweist, daß der Milztumor kein Symptom der Rachitis ist, sondern nur eine häufige Begleiterscheinung dieser Erkrankung. Immerhin ist es möglich, daß manche kindlichen Individuen auf die unbekannte Noxe der Rachitis mit einer Milzschwellung reagieren, die bei anderen ausbleibt. Genauere histologische Untersuchungen mit modernen Methoden liegen bisher noch nicht vor. Im allgemeinen hält sich der Milztumor bei der Rachitis in mäßigen Grenzen, sehr große Milztumoren weisen immer auf eine Komplikation hin. Daß der große Milztumor bei der Anaemia pseudoleucaemica infantum so gut wie ausschließlich rachitische Kinder betrifft, weshalb man auch von einer Megalosplenia rachitica gesprochen hat, wird an anderer Stelle ausführlicher besprochen werden.

Die Geschwülste der Milz.

Metastatische Geschwulstbildungen der Milz.

Metastatische Tumoren der Milz sind selbst bei generalisierten Geschwülsten recht selten. Über die Gründe der relativen Immunität dieses Organs gegenüber der Ansiedlung von Tumorzellen sind eine Reihe von Hypothesen aufgestellt worden, von denen wohl keine die Frage vollkommen geklärt hat. Neuerdings nimmt man an, daß die Milz in besonders hohem Grade die Fähigkeit besitzt, Antikörper gegen Geschwulstzellen zu bilden und diese abzutöten. Braunstein hat diese Annahme durch Experimente gut gestützt. Er konnte zeigen, daß man Mäuse durch Vorbehandlung mit Milzgewebe gegen Impfkarzinome schützen kann, und daß entmilzte Ratten und Meerschweinchen nach Behandlung mit artfremdem Krebsmaterial meist sterben, während normale Tiere solche Impfungen gut vertragen. Er glaubt, daß die Milz nicht nur bei Infektionskrankheiten, sondern auch bei Geschwülsten die hauptsächlichste Bildungsstätte für Antikörper ist. Es gelang ihm zu zeigen, daß durch Behandlung mit Milzemulsionen mit Mäusekrebs vorgeimpfter Mäuse in einem großen Prozentsatz die Tumoren dieser Tiere zur Rückbildung zu bringen sind. Lewin und Meidner, welche diese Versuche nachprüften, kamen zu einer Bestätigung derselben. Spritzten sie Ratten oder Mäusen einen arteigenen Tumor zweimal oder öfter in die Bauchhöhle, so konnten sie durch Injektionen mit Milzbrei solcher Tiere Tumoren in einer großen Reihe von Fällen heilen oder wenigstens zu einer gewissen Rückbildung bringen. Es gelang ihnen bei 33 Tumoren 16 mal vollkommene Heilung und 11 mal weitgehende Rückgänge zu erzielen. Allerdings bleibt jede Wirkung aus, wenn man die Milz von Tieren nimmt, welche Tumoren haben, die älter als 14 Tage sind. Auch Oser und Pribram haben die Braunsteinschen Versuche bestätigt. Wie weit durch diese Tatsachen die relative Unempfänglichkeit der Milz gegenüber metastatischen Tumoren zu erklären ist, muß weiteren Studien vorbehalten bleiben. Auffällig ist, wieviel häufiger man in den anderen Blutbildungsorganen, den Lymphknoten und dem Knochenmark, ausgedehnte Metastasenbildungen findet.

Metastasen in der Milz können auf dem Blutwege wie auf dem Lymphwege zustande kommen. die Milz kann aber auch durch direktes Hineinwuchern maligner Tumoren der benachbarten Organe, der Leber, des Magens, des Pankreas, sekundär erkranken.

Am häufigsten sind wohl Metastasen embolischer Natur durch die Arterien. Von den Venen und den Lymphbahnen aus entsteht die Metastasenbildung durch retrograden Transport.

Alle Arten maligner Tumoren, Karzinome wie Sarkome, aber auch Chorionepitheliome (Abb. 10), sowie Melanosarkome und noch viele andere Geschwulstarten befallen gelegentlich sekundär die Milz.

Die Größe der Metastasen in der Milz unterliegt natürlich den größten Schwankungen. In den meisten Fällen handelt es sich um recht beträchtliche große Knoten, die zu einer mehr oder weniger starken Volumenzunahme des ganzen Organs führen, meist aber nicht nennenswerte Prominenzen der Oberfläche hervorzurufen pflegen.

Über die feinere Histologie des Milzgewebes in solchen Fällen liegen noch keine genaueren Untersuchungen vor. Nach meinen eigenen Erfahrungen

findet man häufig eine myeloide Metaplasie der Milz und besonders in der Nähe
der Metastasen reichliche Mengen von Plasmazellen. Myeloide Metaplasie ist
aber überhaupt bei malignen Tumoren in der Milz eine sehr häufige Erscheinung,
auch ohne daß Metastasen in diesem Organe vorhanden wären. Besonders
bei Karzinosen und Sarkomatosen des Knochenmarks pflegt sie hohe Grade zu
erreichen (Frese, eigene Beobachtungen).

Wie Geipel gezeigt hat, kommen aber auch sehr ausgedehnte Metastasenbildungen in der Milz vor, die mit bloßem Auge gar nicht zu erkennen sind,
und erst bei der mikroskopischen Untersuchung entdeckt werden. Er schildert
fünf derartige Fälle. So fand er in einem Falle von Karzinose der Leber,
der portalen und retroperitonealen Lymphdrüsen und der Wirbelsäule eine
dichte Füllung der Billrothschen Kapillaren mit karzinomatösen Zellhaufen, die in der ganzen Milz relativ gleichmäßig verteilt waren. Bei
einem Bronchialsarkom mit ausgedehnten Metastasen fand er gleichfalls eine
ausgedehnte Füllung der Kapillaren mit Geschwulstinseln, welche in größeren
Gefäßen mitten im Blute, also von diesem umspült, lagen, und in kleineren

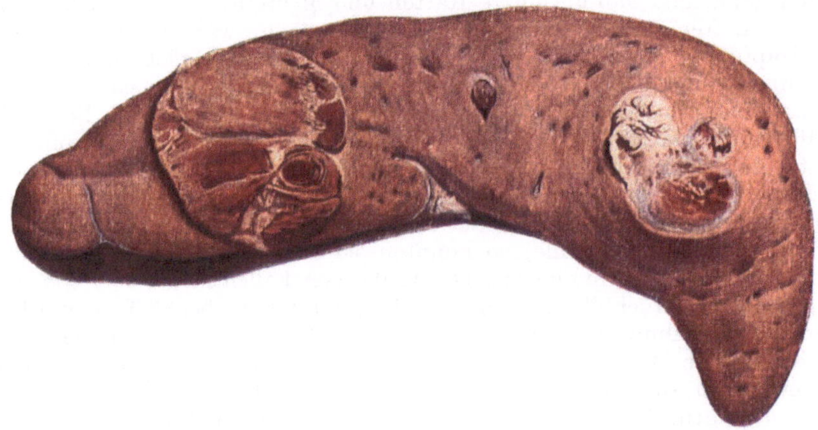

Abb. 10. Milzmetastasen eines Chorionepithelioms des Uterus.

völlig das Lumen erfüllten. Den gleichen Befund erhob er in einem anderen
Falle von Bronchialsarkom. Er glaubt, daß diese eigenartige Metastasierung
durch retrograde Einschwemmung von der Pfortader resp. durch die Vena
lienalis zustande gekommen sei und daß eine ausgedehnte Metastasenbildung
der Leber Vorbedingung derartiger Milzveränderungen ist. Auch retrogrades
Hineinwachsen von Tumoren vom Hilus aus in die Lymphgefäße der Milz beschreibt derselbe Autor. Diese interessanten Beobachtungen Geipels müssen
dazu veranlassen, häufiger als es zu geschehen pflegt, die Milz bei Tumoren
auf mikroskopische Metastasenbildung zu untersuchen.

Symptomatologie. Im allgemeinen werden metastatische Tumoren in der
Milz keine nennenswerten klinischen Erscheinungen machen. Nur wenn sehr
viele oder sehr große Tumoren vorhanden sind, werden die gewöhnlichen Symptome eines Milztumors auftreten. Im allgemeinen werden natürlich die Symptome von seiten anderer Organe, insbesondere desjenigen, welche Sitz des
Primärtumors ist, so im Vordergrund stehen, daß die relativ geringfügigen
Erscheinungen von seiten der Milz keine nennenswerte Beachtung finden werden.

Diagnose. In allen denjenigen Fällen, in denen der Sitz des Primärtumors
bekannt ist, oder überhaupt die Diagnose maligner Tumor feststeht, wird man

kaum fehlgehen, einen größeren Milztumor auf eine metastatische Geschwulstbildung zurückzuführen. Schwierig wird die Diagnose nur dann, wenn ein Milztumor vorhanden ist, während es nicht sichergestellt ist, ob es sich um einen malignen Tumor in irgend einem Organ handelt oder nicht. Jedenfalls wird man bei Milztumoren kachektischer Individuen gut daran tun, auch an metastatische Tumoren der Milz zu denken. Ein höckeriger Milztumor wird sehr für Geschwulstbildung sprechen.

Therapie. Veranlassung zu therapeutischem Eingreifen dürften Tumormetastasen in der Milz wohl niemals geben. Etwaige lokale Beschwerden sind rein symptomatisch zu behandeln, chirurgische Eingriffe kommen gar nicht in Frage. Im allgemeinen treten Metastasen in der Milz nur im letzten Stadium der Krankheit auf.

Primäre Neubildungen der Milz.

Primäre Neubildungen der Milz sind außerordentliche Raritäten und es existiert nur eine kleine kasuistische Literatur über dieses Gebiet. Gelegentlich gehen von den Parenchymzellen des Organs Lymphosarkome aus, die wohl stets in den Follikeln ihren Ursprung nehmen. So gut wie nie bleiben sie auf die Milz beschränkt, sondern ergreifen bald noch andere lymphatische Apparate. Häufiger ist die Milz sekundär bei Lymphosarkomen anderer Regionen mitergriffen.

Alle anderen Neubildungen der Milz gehen vom Stroma aus, mögen sie nun in der Kapsel oder im Innern des Organes zu wuchern anfangen. Von den eigentlichen Bindegewebszellen leiten sich Fibrome, Fibrosarkome und echte Sarkome her, von den Gefäßen Hämangiome und Lymphangiome.

In manchen Fällen sind die Neubildungen klein, machen keinerlei Symptome während des Lebens und werden nur zufällig bei der Sektion gefunden.

Primäre Karzinome der Milz sind in der älteren Literatur mehrfach beschrieben worden (siehe darüber Näheres bei Litten), doch halten alle diese Fälle der Kritik nicht stand. Da es in der Milz keine präformierten Epithelien gibt, kann dies Organ auch nicht Ausgangspunkt von Karzinomen sein. Höchstens könnten sie sich aus versprengten Keimen entwickeln, doch sind solche Beobachtungen bisher nicht bekannt geworden.

Fibrome der Milz.

Fibrome sind von Willigk, Fink, Rokitansky und Orth kurz beschrieben worden. Willigk fand im normalen Milzparenchym einen von einer Kapsel umgebenen walnußgroßen, stellenweise verkalkten Knoten, der locker mit den Trabekeln verbunden war. Mikroskopisch bestand er aus zum Teil konzentrischen, zum Teil unregelmäßig angeordneten Bindegewebsfasern, zwischen denen sternförmige, untereinander zusammenhängende Bindegewebszellen und elastische Fasern lagen. Fink fand bei einer 31 jährigen Frau in der vergrößerten Milz einen kugeligen Tumor von 1,5 cm Durchmesser und fester Konsistenz mit glatter und weißlicher Schnittfläche. Mikroskopisch bestand derselbe aus gröberen und feineren Bindegewebsfibrillen, denen langgestreckte Zellen mit spindelförmigem Kern anlagen.

Sarkome der Milz.

Auch Sarkome können sehr klein bleiben und daher dem klinischen Nachweis entgehen. So war es in den beiden von Weichselbaum mitgeteilten Fällen. In dem einen derselben war es ein walnußgroßes kugeliges solitäres Fibrosarkom, welches die konvexe Milzoberfläche um einen halben Zentimeter überragte, in dem anderen Fall ein multiples Endothelsarkom, in Form von zahlreichen über die Schnittfläche vorspringenden hirsekorn- bis erbsengroßen, rötlich-grauen Geschwülsten in der etwas vergrößerten dunkelbraunen Milz.

In den meisten Fällen aber werden die Sarkome der Milz ganz außerordentlich groß, so daß die Neubildung im Mittelpunkt des klinischen Symptomenkomplexes und des Sektionsbefundes steht.

Die Milzsarkome und Lymphosarkome pflegen wie alle Sarkome besonders Menschen im jugendlichen und mittleren Lebensalter zu befallen. Clark hat sogar ein kongenitales Rundzellensarkom beschrieben. Gleich nach der Geburt des Kindes wurde in der Gegend des Kruralringes eine hernienartige Anschwellung festgestellt. Im 10. Lebensmonat bestand eine hochgradige Auftreibung des Leibes, dilatierte Bauchdeckenvenen, starke Abmagerung und Durchfälle. Am Ende des ersten Lebensjahres trat der Tod ein. Die Sektion ergab einen die Milz und den linken Hoden einhüllenden Tumor, der mit dem Colon transversum und der Blase verwachsen war. Mikroskopisch erwies sich die Geschwulst als ein Rundzellensarkom, welches nach der Ansicht von Clark von der Milz ausgegangen war.

Es sei ausdrücklich hervorgehoben, daß ein Teil der hierhergehörigen Fälle als Sarkome, ein anderer als Lymphosarkome beschrieben worden sind. Die vorliegenden Beschreibungen sind aber keineswegs so einwandfrei, daß man immer von der Richtigkeit der mikroskopischen Diagnose überzeugt sein könnte. Von Lymphosarkom darf man nur dann sprechen, wenn die Geschwulstzellen Lymphocytencharakter haben. Doch ist die Differentialdiagnose zwischen Lymphocyten und Sarkomrundzellen oft sehr schwierig.

Pathologische Anatomie. In den meisten Fällen scheint es sich um Rundzellensarkome gehandelt zu haben. Wenn die klinischen Erscheinungen so weit vorgeschritten waren, daß die Exstirpation der Milz vorgenommen wurde, war in den bekannt gewordenen Fällen gewöhnlich schon fast die ganze Milz Sitz des Tumors und nur sehr wenig normales Milzparenchym noch übrig geblieben. Die Neigung dieser Sarkome der Milz in die Nachbarschaft hineinzuwachsen ist eine recht große, und man findet daher fast immer ausgedehnte und feste Verwachsungen mit den umliegenden Organen. Metastasenbildung ist häufig. In allen vorgeschritteneren Fällen neigt die Geschwulstbildung zu regressiven Metamorphosen. Daher sind kleinere und größere Cystenbildungen und Abscedierungen mehrfach beschrieben worden. Sehr charakteristisch für diese Erkrankung ist die knollige und höckerige Beschaffenheit der Milzoberfläche.

Die Größe der sarkomatösen Milztumoren kann eine recht beträchtliche werden. So betrug das Gewicht der ganzen Milz bei Casott 5000 g, bei Krylow 4250 g, bei Baccelli 2400 g, bei Adolph 3800 g.

Nebenstehende Abb. 11 ist eine naturgetreue Reproduktion eines Falles von Milzsarkom, der im Krankenhaus Moabit zur Beobachtung gekommen ist. Eine ähnliche makroskopische Beschaffenheit scheinen die anderen in der Literatur beschriebenen Fälle gehabt zu haben. So gibt Adolph folgende Beschreibung: „Die hochgradig geschwollene Milz ist mit der Umgebung fest verwachsen. Maße des Tumors: 26 cm hoch, 20 cm breit, 11 cm dick. Die oberen 10 cm haben eine rötliche Farbe wie Milzgewebe, die unteren sind weiß, zum größten Teil derb, nur am Übergang zwischen den beiden verschiedenfarbigen Substanzen ist eine apfelgroße weiche Partie. Auf dem Durchschnitt erscheint der Tumor verschiedenfarbig, in den vorderen $^2/_3$ teils weißlich, teils geronnenem Fibrin ähnlich, derb, nach hinten zu weicher, durchscheinend weißlich, von reichlichen rötlichen Stellen durchsetzt."

Weber schildert die Beschaffenheit der Geschwulst seines Falles folgendermaßen: „Nur noch ein unverhältnismäßig kleiner Teil des stark vergrößerten
Organes wird von normalem oder wenigstens annähernd normalem Milzgewebe
gebildet; die Kapsel und Trabekel erweisen sich als verdickt, die Follikel im-
ponieren nirgends durch Zunahme ihres Umfanges. Etwa $^1/_4$ des Volumens
gehört dem Milzgewebe an, $^3/_4$ des Volumens werden von der Geschwulst eingenommen. Der Tumor bietet durchaus kein gleichmäßiges Aussehen. Die
Grenzpartien, besonders am Übergange in das Milzgewebe, lassen in einer Breite
von 2—4 cm intakte Gewebsformationen erkennen, die sich durch ein homogenes
Aussehen auszeichnen; jedenfalls sind nirgends in der Geschwulst Streifungen
oder Inseln zu konstatieren, die den Resten von Pulpagewebe entsprächen.
Hier zeigt die Schnittfläche eine weißliche Färbung mit einer feinen Nuance
ins Graugelbliche. Aber mehr als die Hälfte des Tumors zeigt eine von dieser
Beschreibung abweichende Farbe und Konsistenz. In den unteren Abschnitten,
mit denen der Tumor weit in die freie Bauchhöhle eingedrungen war, findet

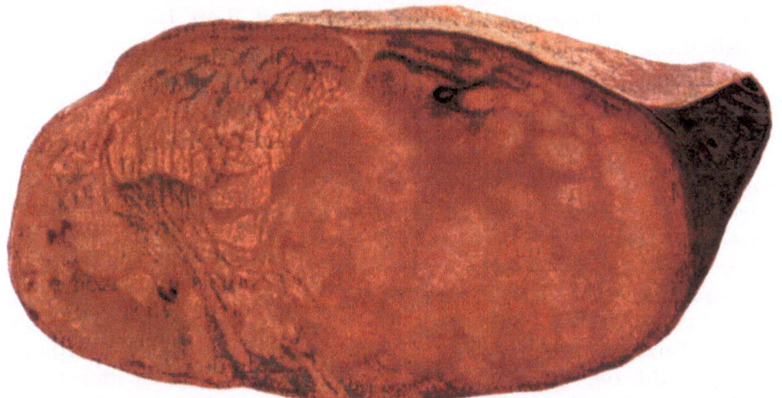

Abb. 11. Primäres Sarkom der Milz.

sich eine Partie in dem Umfange einer starken Faust von gänzlich opakem,
fast bleigrauem Aussehen. Dieser Abschnitt ist im Zentrum in Ulcerationen
zerfallen.“

Die äußere Beschaffenheit der Geschwulst in dem von Casott beschriebenen Fall war folgende: „Auf der Schnittfläche zeigten sich im oberen Umfange
einige Stellen, welche Ähnlichkeit mit rotem derbem Milzparenchym hatten
und durch die Erhaltung der fibrösen Kapsel erkennen ließen, daß der Tumor
der Milz angehörte. Die Hauptmasse der Geschwulst ließ auf dem Durchschnitt
in dunkelroter, etwas glasiger Gewebsmasse reichliche graugelbe und rein grau
durchschimmernde Geschwulstzüge erkennen, die dem Durchschnitt ein rot
gesprenkeltes Aussehen von dunkelrot, hellgrau und hellgelb verliehen; ein
etwa 15 cm langer und 5 cm dicker Abschnitt nach dem Hilus zu bestand aus
völlig grauem, von gelben Massen durchsetztem opaken Geschwulstgewebe.“

Symptomatologie. Wir wissen über die Ursache der primären Neubildungen
der Milz ebensowenig etwas, wie über die anderer Tumoren. Immerhin ist
aber doch erwähnenswert, daß in einem Fall der Literatur ein Trauma voraus-
gegangen war und in einem anderen früher Malariaanfälle vorgekommen waren.
Hierin kann man jedenfalls ein prädisponierendes Moment erblicken. Die
Krankheit beginnt im allgemeinen schleichend, und die meisten Patienten

klagten sehr bald über Druckgefühl im linken Hypochondrium und bemerkten bisweilen die Entstehung der Geschwulst selbst. Ausgesprochene Schmerzen können vorhanden sein. Die Untersuchung ergibt einen Tumor unter dem linken Rippenbogen von meist höckeriger Beschaffenheit, dem man aber bisweilen noch die Konturen der Milz anfühlen kann. Auch die untere linke vordere Thoraxhälfte kann vorgewölbt sein.

Die Kranken sind kachektisch, abgemagert, meist wohl auch blaß und kraftlos. Über das Verhalten des Blutes liegen bisher nur wenige brauchbare Angaben in der meist aus der älteren Zeit stammenden Literatur vor. Adolph gibt für seinen Fall an, daß der Hämoglobingehalt 70 %, die Erythrocytenzahl 3,500 000 und die Leukocytenzahl 7000 betragen habe. Im Falle Prinzings war der Hämoglobingehalt 70 %, die Zahl der Leukocyten 12 300. Genauere Angaben finden sich bei Hauptmann: Hämoglobingehalt 50 %, Rote 2 610 000, Weiße 6400, davon 72 % Neutrophile, 28 % Lymphocyten und große Mononukleäre. Im übrigen hängen sonstige Symptome von der Größe des Tumors, seiner Wachstumstendenz, etwaigen Metastasen in diesen oder jenen Organen etc. ab. Man sieht oft ausgedehnte Hautvenen auf dem Bauche, die immer auf die Ausbildung eines Lateralkreislaufes infolge starker Kreislaufbehinderungen im Innern des Abdomens hinweisen. Auch Ascites kann vorhanden sein. Störungen, welche auf den raumbeengenden Druck und Verwachsungen mit dem Magendarmtraktus zurückzuführen sind, werden wohl nur selten vermißt werden.

Ätiologisch wird in einem von Grohe beobachteten Falle eine Kontusion der Milzgegend angegeben; von dieser Zeit an bestanden Schmerzen in der linken Seite und Druckgefühl, es entwickelte sich eine Kachexie. Die Milz war enorm geschwollen, reichte bis unterhalb des Nabels und nach rechts über die Medianlinie hinaus. Der Hämoglobingehalt betrug 70 %, die Zahl der Roten 4 640 000, die der Weißen 15 400. Bei einer späteren Untersuchung war der Hämoglobingehalt 70 %, bzw. 77 %, die Zahl der Roten 3 840 000 bzw. 4 000 000, die Zahl der Leukocyten 32 000 bzw. 8410. Bei der Obduktion zeigte sich, daß Milz, Netz, Zwerchfell, Magen und Mesenterium zu einem Klumpen verwachsen waren. In der Milz waren nur noch wenige Stellen von rotem Parenchym sichtbar. Die Hauptmasse war dunkelrot und glasig, durchsetzt von graugelben bis grauen Zügen. Letztere bestanden aus dem eigentlichen Geschwulstgewebe, das auch in den linken Leberlappen hineingewachsen war. Mikroskopisch war die Milzstruktur völlig verwischt, zwischen lymphoiden Zellen, die denen der normalen Pulpa glichen, sah man Züge länglicher spindeliger Zellen. An vielen Stellen bestanden herdweise Nekrosen. Im Darm fanden sich zahreiche metastatische Knoten, desgleichen in der rechten Pleura.

Diagnose. Die Diagnose einer primären Neubildung der Milz ist im allgemeinen außerordentlich schwierig und wird nur in Ausnahmefällen gestellt werden können. Vielfach ist es überhaupt gar nicht möglich gewesen, vor der Operation festzustellen, ob ein vorhandener Tumor der Milz angehörte oder nicht. In solchen Fällen, wo sich die typischen Konturen der Milz palpieren lassen, wird rasches Wachstum, eine höckerige Oberfläche, eine besonders starke Kachexie und deutliche Symptome von Druck auf die benachbarten Organe sowie große Schmerzhaftigkeit sehr für einen bösartigen Tumor sprechen. Die Milzpunktion kann ev., wie z. B. in dem Fall von Foix und Römmele, positiv verwertbare Ergebnisse liefern, indem sie Zellen zutage fördert, die man nach ihrem Habitus mit Wahrscheinlichkeit als Tumorzellen ansehen muß.

Therapie. Die Behandlung der primären Tumoren der Milz muß, wenn möglich, eine operative sein, und tatsächlich berichten v. Hacker und Wagner in ihren Fällen durch Exstirpation der Milz Heilung erzielt zu haben. In vielen Fällen ist aber ein operativer Eingriff infolge der starken Verwachsungen mit der Nachbarschaft oder der Infiltration unmöglich, was sich natürlich vielfach erst bei der Probelaparotomie herausstellen wird. Auch hat man nach erfolgreicher Operation den Tod infolge des Weiterwachsens vorhanden gewesener Metastasen beobachtet.

In solchen operativ nicht angreifbaren Fällen kommen dann Versuche mit Röntgenbestrahlungen oder anderen radioaktiven Behandlungsmethoden in Betracht.

Hämangiome der Milz.

Hämangiome der Milz sind wiederholt beschrieben worden. Zum Teil handelte es sich in diesen Fällen um ganz kleine Geschwülste, die zufällig bei der Sektion gefunden wurden. So berichtet Theile aus dem Material von Lubarsch über drei derartige Beobachtungen. In dem einen Falle wurde ein etwa kirschgroßes, scharf abgegrenztes, fleischrotes, kugeliges Gebilde von weicher Konsistenz in der kaum vergrößteren Milz gefunden. Die Diagnose lautete: „obliteriertes Angiom" der Milz. In den peripheren Abschnitten der kleinen Geschwulst sah man dicht aneinandergelagerte weite Kapillaren, deren Endothelien gequollen und ungewöhnlich zahlreich waren. Zwischen den Kapillaren war noch spärliches Pulpagewebe vorhanden, in den Bluträumen waren zum Teil Thromben zu sehen. Zwischen den Blutgefäßen befanden sich großkernige Spindelzellen. In der Milz eines anderen Falles wurden in der Nähe des unteren Pols zwei runde Tumoren von Kirschgröße, roter Farbe und fester Konsistenz festgestellt. Im dritten Fall war in der Nähe des oberen Poles ein bohnengroßer dunkelroter Herd, in der Mitte ein etwas kleinerer fleischroter. Auch hier ergab die mikroskopische Untersuchung die Diagnose „Angiom".

In manchen Fällen aber sind diese Angiome von ganz beträchtlicher Größe, haben ausgedehnte kavernöse Räume und verursachen eine so erhebliche Vergrößerung der Milz, daß diese im Mittelpunkt des ganzen Krankheitsbildes steht. Der bekannte Fall von Langhans, der hierhergehört, wird in dem Kapitel „Milzcysten" noch erwähnt werden. Homans beobachtete ein ähnliches großes kavernöses Angiom der Milz bei einer 22jährigen Frau. Hier fand man nach der Entleerung von 7 l blutiger Ascitesflüssigkeit einen soliden Tumor in der rechten Bauchhälfte. Man entschloß sich schließlich nach wiederholten Punktionen zur Laparotomie und exstirpierte zunächst ein offenbar vom Netz ausgegangenes kavernöses Angiom und 4 Monate später die stark vergrößerte Milz. Auch diese war ganz von Angiomen durchsetzt. Außerordentlich selten sind Angiome der Milz mit sarkomatösem Charakter und Metastasenbildung. Jores hat einen solchen Fall beschrieben. Eine 45jährige Frau erkrankte mit Rippenfellentzündung, Haut- und Schleimhautblutungen. Es entstand ein Milztumor und eine Leberschwellung. Unter Herzschwäche ging die Kranke ein. Die von G. Sticker gestellte Diagnose lautete: „Bösartige Neubildung in Milz und Leber." Die Sektion zeigte, daß die Milz bis an den linken Darmbeinkamm reichte. Sie wog 3,6 Kilo und ihre Maße waren 31:15 : 16 cm. Auf der Schnittfläche sah man nur weiche, rötlichgraue, trübe strukturlose Massen. An einem Pol lag ein faustgroßes, schwarzrotes Blutgerinnsel in diese Masse eingebettet. Die peripheren Partien der Milz waren derb und fibrös. Auch die Leber war kolossal vergrößert und zeigte auf ihrer Oberfläche zahlreiche kirsch- bis apfelgroße Knoten von blauroter Farbe und schwappender Konsistenz.

Die mikroskopische Untersuchung zeigte, daß die Milz fast total nekrotisch war und nur an einigen Stellen das typische Bild eines kavernösen Angioms erkennen ließ. Deutlicher war die Struktur der Lebertumoren, die als metastatische aufzufassen waren. Neben den angiomatösen Abschnitten fanden sich fast überall sarkomatöse Partien von Spindelzellcharakter.

Ein Angiosarkom der Milz hat auch Theile beschrieben. Bei einem 56jährigen Förster wurde die stark vergrößerte Milz exstirpiert. Auf dem Durchschnitt durch das Organ erschien die weder Follikel noch Trabekel erkennenlassende Schnittfläche fleischrot mit kleinen weißlichen Partien und einer größeren Zahl besonders dicht unter der Kapsel sitzender fleischroter runder Knoten. Die mikroskopische Untersuchung ergab ein angiomatöses Gewebe mit einzelnen sarkomatösen Abschnitten, Diese hatten einen vorwiegend spindelzelligen Charakter. Leber, Lunge und Magen zeigten metastatische Tumoren vom gleichen Bau, und zwar in der Weise, daß stellenweise der angiomatöse, an anderen Partien wieder der sarkomatöse Charakter der Neubildung überwog. Sicherlich bestehen wohl zwischen derartigen angiomatösen Neubildungen und echten Cystenbildungen alle Übergänge, bzw. viele Cystenbildungen der Milz entstehen aus kavernösen Angiomen (siehe darüber auch das Kapitel „Milzcysten").

Anhang.

Milzcysten.

Größere Cystenbildungen in den Blutbildungsorganen sind außerordentlich selten. Doch kommen sie in der Milz viel häufiger vor, als im Knochenmark und in den Lymphknoten. Da sie bisweilen eine beträchtliche Größe erreichen, pflegen sie in solchen Fällen ziemlich erhebliche Beschwerden zu machen, und erheischen chirurgisches Eingreifen. Daher haben sie eine große praktische Bedeutung. Kleinere Cystenbildungen werden vielfach als zufälliger und nebensächlicher Sektionsbefund erhoben und haben nur pathologisch-anatomisches Interesse. Man unterscheidet in der Milz nichtparasitäre und parasitäre Cysten.

I. Nichtparasitäre Cystenbildungen der Milz.

Wie in anderen Organen gibt es auch in der Milz wahre und falsche Cystenbildungen. Die echten Cysten entstehen aus präformierten Hohlräumen, aus Blutgefäßen, aus Lymphgefäßen oder aus Blutsinus und Geschwülsten dieser Organe (Hämangiome, Lymphangiome). Sie haben eine mit Epithel oder Endothel ausgekleidete Wandung. Auch gibt es Dermoidcysten in der Milz.

Die falschen Cystenbildungen entstehen dadurch, daß abgestorbene Gewebspartien erweichen, z. B. in Tumorknoten oder bei Milztuberkulose, oder dadurch, daß Blutergüsse das Gewebe auseinanderdrängen. Natürlich kommen auch Übergangsbildungen vor, die man nicht ohne weiteres in die eine oder andere der eben genannten Gruppen einreihen kann. So kann es sekundär zu Blutergüssen in echte Cysten kommen, und ebenso können in der Wandung echter Cysten Erweichungsherde entstehen.

Kleine multiple Cysten bilden keinen allzu seltenen Befund in der Milz. M. B. Schmidt berichtet, im Straßburger Sektionsmaterial jährlich 35—40 solcher Milzen gesehen zu haben. Diese kleinen Cysten überragen die Oberfläche gewöhnlich und haben meist einen wasserklaren Inhalt. Ihre Innenfläche ist mit einem Epithel oder Endothel bekleidet. Über den Mechanismus ihrer Entstehung sind verschiedene Ansichten geäußert worden. Renggli glaubte, daß sie dadurch entstehen, daß durch Verwachsungen von zottenartigen Prominenzen der Milzkapsel miteinander Hohlräume sich bilden, die mit Peritonealepithel bekleidet sind, aus denen dann die Cysten hervorgehen. Eine ähnliche Vorstellung über die Genese dieser Cysten äußerste später Welti. Ramdohr unter Leitung von Beneke und gleichzeitig M. B. Schmidt stellten aber die bemerkenswerte Tatsache fest, daß man oberflächliche Cystenbildungen immer in Milzgewebshernien findet, die durch Kapselrupturen entstanden sind. Im Gefolge von Infektionskrankheiten und bei Stauungsmilzen kommt es häufig zu kleinen Kapselrupturen und herniösen Ausspülungen der Pulpa. Zum Teil gehen diese Bildungen durch Reibung und Druck der Nachbarschaft zugrunde, zum Teil aber bleiben sie bestehen und führen zu Cysten. Nach der Ansicht von Ramdohr und Beneke geschieht das dadurch, daß Teile des Peritonealepithels durch die überhängenden Milzpulpastückchen bedeckt und umwachsen werden. So entstehen kleine Cysten, welche dadurch wachsen, daß sich die Epithelien selbst vermehren oder aber ein Sekret absondern, welches diese Hohlräume vergrößert. Nach der Ansicht von M. B. Schmidt entstehen aber diese Cysten dadurch, daß die in den Milzgewebshernien vorhandenen Lymphbahnen infolge der Stauung, welche die Rupturstelle der Kapsel bedingt, erweitert werden; Aschoff vertrat die gleiche Anschauung. Auch Wohlwill stellte die regelmäßige Kombination von oberflächlichen Cysten mit Milzgewebshernien fest, glaubt aber, daß bei der plötzlichen Entstehung der Hernien Zerreißungen im Pulpagewebe stattfinden, daß sich dadurch Hohlräume bilden, in welche Flüssigkeit transsudiert, und daß die umliegenden Milzpulpazellen sich den veränderten Verhältnissen anpassen und dem Hohlraum eine Art von Wandung geben.

Diese oberflächlichen multiplen Cysten der Milz, die meist am vorderen Rande liegen, haben kein klinisches Interesse, da sie weder zu einer nennenswerten Vergrößerung des Organs, noch zu irgend welchen klinischen Symptomen führen, und nur gelegentlich von Sektionen vom pathologischen Anatomen entdeckt werden.

Auch die sehr seltenen Dermoid- und Atheromcysten machen wegen ihrer Kleinheit keine klinischen Symptome und sind nur gelegentliche Sektionsbefunde.

Von großer klinischer Bedeutung dagegen sind die recht seltenen großen Cystenbildungen, die gewöhnlich in der Einzahl oder in wenigen Exemplaren vorkommen. Sie entstehen aus Lymphangiomen oder aus Blutgefäßangiomen, in vielen Fällen konnte ihre Genese nicht aufgeklärt werden. Einer der bekanntesten älteren Fälle ist von Langhans mitgeteilt worden. Bei einem 30 jährigen Manne von kräftiger Konstitution entwickelte sich im Anschluß an einen kühlen Trunk unter ziemlich schweren Allgemeinsymptomen ein großer Milztumor, der sicht- und fühlbare Pulsation zeigte und ein schwirrendes Geräusch wahrnehmen ließ. Man dachte an ein Aneurysma der Bauchaorta, fand aber bei der Sektion, daß die Geschwulst der Milz angehörte und ein großes kavernöses Angiom war. In diesem Falle hatte auch die Leber Angiome.

Eine ähnliche Beobachtung stammt von Monnier. Die 21 jähr. Patientin, die sich schon längere Zeit elend fühlte, erkrankte mit heftigen Schmerzen im linken Hypochondrium. Schon acht Tage später bemerkte sie selbst eine Anschwellung der Milz und verspürte nach ca. 3 Wochen ein Reibegeräusch in der Milzgegend. Diese Schwellung fühlte sich prallelastisch an. Bei der Operation fand man eine kopfgroße Cyste der Milz. Hier wurde die Milzexstirpation mit Erfolg ausgeführt.

Auch bei Kindern sind Milzcysten beobachtet worden. Einen derartigen seltenen Fall stellte A. Baginsky in der Berliner medizinischen Gesellschaft

im Jahre 1897 vor. Bei einem 12³/₄ Jahre alten Mädchen entwickelte sich
allmählich nach einem Fall auf den Leib eine langsam wachsende Geschwulst
in der linken Oberbauchgegend. Das Allgemeinbefinden des Kindes litt, es
wurde blaß und bekam einen leidenden Gesichtsausdruck. Bei der Untersuchung wurde im linken Hypochondrium eine starke Hervorwölbung festgestellt, die nach rechts über die Mittellinie hinaus reichte und den linken
Rippenbogen in der Mammillarlinie um 8 cm nach unten überragte. Dieser
Tumor zeigte im großen und ganzen die Konturen der Milz, besonders auch die
Incisur am vorderen Rande, fluktuierte aber deutlich. Eine Probepunktion
entleerte eine trübe braune Flüssigkeit, welche zahlreiche rote Blutkörperchen,
entfärbte Stromata derselben, Leukocyten, Körnchenzellen und Cholesterin-

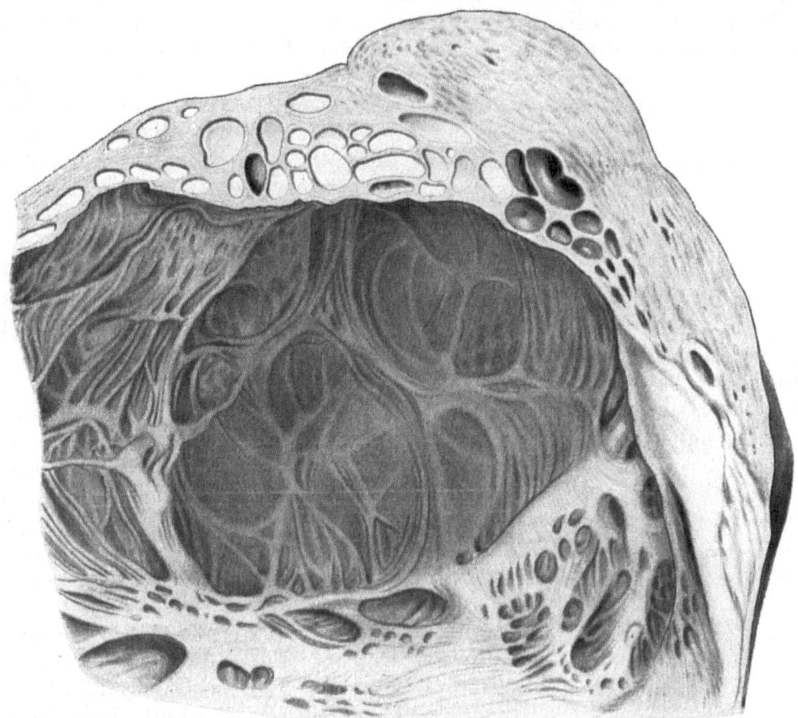

Abb. 12. Cystenmilz von Suchanek beschrieben.
(Arch. f. klin. Chir. Bd. 98.)

kristalle enthielt. Die Zahl der roten Blutkörperchen betrug 5 470 000, die
Zahl der Leukocyten 11 000. In diesem Falle wurde von Gluck die Inzision
der Cyste vorgenommen, die Milz aber nicht entfernt. Es trat völlige Heilung
ein, doch blieb die vergrößerte und harte Milz fühlbar. Auch andere Autoren
haben Milzcysten bei Kindern beschrieben, Rosset und Péan (7 jähriges
Mädchen), Heinricius (14 jähriges Mädchen), Fink (14 jähriger Knabe).
      Eine andere Art von Cysten nimmt ihren Ursprung vom Lymphgefäß-
system der Milz, welches mit den Trabekeln verläuft. Einen sehr bemerkenswerten Fall dieser Art bei einem 12 jährigen Knaben hat Suchanek beschrieben.
      Die Milz war in einen kindskopfgroßen cystischen Tumor mit bläulich-
weißer, 2—3 cm dicker Wand umgewandelt. Sie war von zahllosen kleinen
Cysten durchsetzt, doch war sie größtenteils von einer einzigen umfangreichen

Cyste eingenommen. Abbildungen 12 und 13 der Arbeit Suchaneks entnommen, geben ein Bild von den schweren Veränderungen, die hier vorlagen. Die mikroskopische Untersuchung ergab (Fig. 13, daß das ganze Organ von großen und kleinen Cysten durchsetzt war. Die kleinsten Hohlräume hatten noch keine Auskleidung, in etwas größeren Hohlräumen aber fand man bereits ein schmales Endothel. Aus den kleinen Hohlräumen werden schließlich Cysten von immer größeren Dimensionen. Zum Teil werden ihre Septa atrophisch und so verschmelzen mehrere nebeneinanderliegende Cysten zu einer großen. Der Inhalt dieser Cysten war eine leicht getrübte lichtgelbe Flüssigkeit von leicht alkalischer Reaktion und einem spezifischen Gewicht von 1025. In 100 ccm betrug der Gesamteiweißgehalt 6,031 g. Qualitativ nachweisbar waren noch folgende Bestandteile in dieser Flüssigkeit: Natrium, Kalium, Magnesium, Kalzium, Eisen, Chlor und Schwefelsäure, geringe Spuren Kieselsäure, Cholesterin, Lecithin und Neutralfett.

Einen sehr bemerkenswerten Fall von polycystischem Milztumor hat Coenen beschrieben. Bei einer 30jährigen Frau soll nach der 4. Geburt eine Geschwulst in der linken oberen Bauchgegend zurückgeblieben sein, die auch während der 5. Schwangerschaft bestehen blieb und die Geburt nicht hinderte. In der 9. Woche der 6. Schwangerschaft kam die Patientin in Coenens Behandlung. Die inzwischen gewachsene Geschwulst ist abends größer und macht der Patientin große Beschwerden. Zeitweise soll das linke Bein angeschwollen gewesen sein. Man fühlt in der ganzen linken Bauchgegend einen großen, die Mittellinie nach rechts zwei Finger breit überragenden Tumor, derselbe ist leicht beweglich und zeigt an seinem unteren runden Pol deutliche Fluktuation. Der Blutbefund war völlig normal. Die Diagnose lautete: „Großer, zum Teil fluktuierender Milztumor" und man entschloß sich zur Splenektomie. Die Heilung erfolgte reaktionslos und 16 Tage nach der Operation konnte die Patientin entlassen werden. Coenen gibt folgende Beschreibung von der exstirpierten Milz: „Das Gewicht betrug 2565 g. Beim Durchschneiden floß 715 g klare, etwas gelbliche an Hydroceleninhalt erinnernde Flüssigkeit ab.

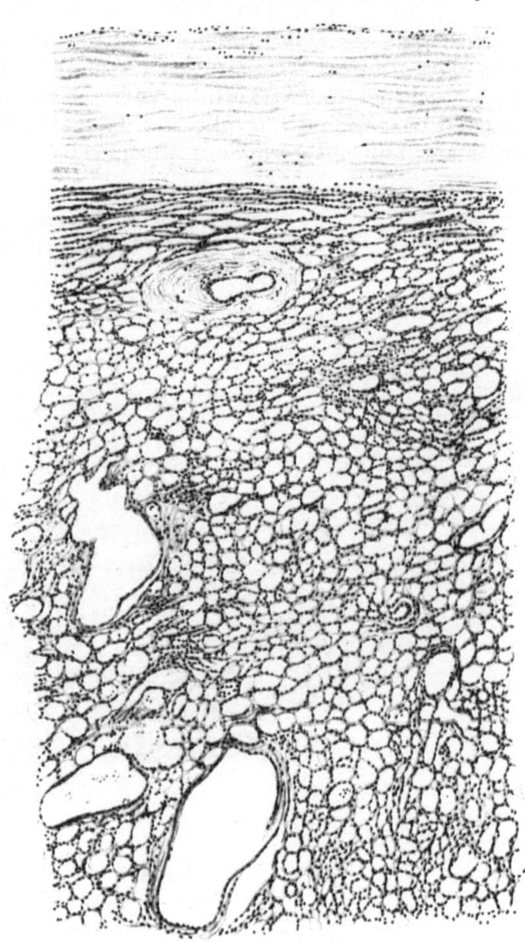

Abb. 13. Cystenmilz von Suchanek beschrieben (Arch. f. klin. Chir. Bd. 98.)

Der Längsdurchmesser des ganzen Organs betrug 33 cm, der größte Querdurch-
messer 20 cm, der Dickendurchmesser 10 cm. Die ganze Milz hat eine grau-
bläuliche Farbe und ein stark buckliges Aussehen, das durch eine große Anzahl
von Cysten, die zwischen Faustgröße und Nußgröße wechseln, hervorgebracht
ist. Diese Cysten haben teilweise eine ganz dünne, nur von der Milzkapsel
gebildete Wand und sind auf der konkaven Fläche und am oberen und unteren
Pol am größten. (Abb. 14.) Nach der Durchschneidung stellt das enorm vergrößerte Organ ein vollständiges Wabenwerk dar, in dem es ganz durchsetzt
ist von glattwandigen Cysten, die zwischen Faustgröße, Gänseeigröße, Hühnerei-
größe, Taubeneigröße, Wallnußgröße, Kirschkerngröße und Hanfkorngröße
differieren. An Schnitten, die mit Hämatoxylin und Eosin gefärbt sind, erkennt man, daß von normalem Milzgewebe wenig übrig geblieben ist. Da wo

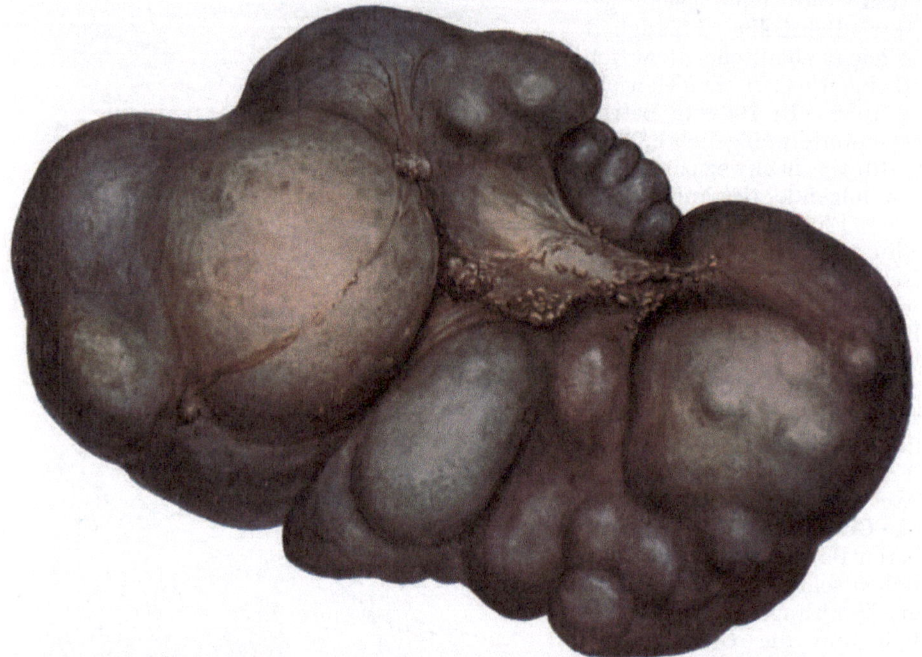

Abb. 14. Cystenmilz von Coenen beschrieben.
(Beitr. z. klin. Chir. Bd. 70.)

noch Pulpa vorhanden ist, ist diese in ein chronisch entzündliches Stadium
übergetreten und zeichnet sich durch den großen Reichtum an Blutgefäßen
aus. Hier und da sieht man auch noch Follikel. In den größeren Cysten lassen
sich ganz flache, eben sichtbare Belegzellen der Wand nachweisen." Coenen
führt die beschriebene Veränderung der Milz nicht auf Lymphangiombildung
zurück, sondern hält sie für eine Lymphangiektasie.

Größere falsche Cystenbildungen der Milz sind meist auf Blutungen zurückzuführen. Blutungen in das Milzparenchym mit nachträglicher
Cystenbildung kommen z. B. bei der mit Milzschwellung einhergehenden Form
der Erythrämie vor. Ich habe selbst einen Fall von Polycythämie beobachtet,
in dessen Milz sich infolge einer starken Blutung eine sehr große Cyste entwickelt hatte. Auch bei Leukämie kommen Blutungen in das Milzparenchym

mit Cystenbildungen vor. Ich beobachtete in einem Falle von myeloider Leukämie eine tödliche Blutung in eine Milzcyste mit nachfolgender Ruptur.

Geipel beschrieb eine multiple Cystenbildung, welche die gesamte Milz durchsetzte, wo die Cysten ausschließlich in der peripheren Zone der Follikel lagen. In diesem Falle muß es an zahlreichen Stellen des Organes ungefähr gleichzeitig zu Parenchymblutungen gekommen sein. Er vermutet, daß ausgedehnte Varikositäten der Venen in diesem Falle Veranlassung zu den multiplen Blutungen gegeben haben. Stamm beschreibt eine ähnliche Beobachtung. Auch hier zeigten die Bluträume keine eigene Wandung. Er vermutet, daß es sich um ektatische Kapillaren der Milz handelte, deren Entstehung auf eine embryonale Anlage zurückzuführen ist.

Einen Fall von Tod durch Berstung von Varizen in der Milz hat Cohnheim im Jahre 1866 beschrieben. Ein 27jähriger Mann mit Symptomen eines chronischen, vielleicht syphilitischen Hirnleidens hatte in den letzten Tagen seines Lebens wiederholt über Stiche in der linken Seite geklagt. Kurz nach Einnahme seines Mittagsbrotes sank er unter einem Aufschrei um und war tot. Die Sektion ergab eine Milzruptur. Die Untersuchung der Milz zeigte zahlreiche unregelmäßig gestaltete buchtige Höhlen, deren größte etwa den Umfang eines Gänseeies erreichte und die alle mit geronnenem Blute ausgefüllt waren. Die Mehrzahl dieser Höhlen kommunizierten miteinander. Von der Vena lienalis aus konnte man durch Sonden direkt in die Kavernen vordringen. Diese Höhlen waren phlebektatische. An einer kleinen Arterie fand sich ein erbsengroßes Aneurysma.

Es sind nur relativ wenige Fälle der Literatur, die histologisch so genau untersucht worden sind, daß man die Genese der Cysten aufklären konnte. Daher ist es in den meisten Beobachtungen gar nicht möglich, genauere Vorstellungen von der Natur dieser Bildungen und ihrem Entstehungsmechanismus zu gewinnen.

Es kommen außerordentlich große Milzcysten vor. Im Falle Heurtauxs betrug der Inhalt der Cyste 9 Liter, bei Schalita 8 Liter, bei Spencer Wells 5 Liter, bei Jordan 4 Liter, bei Routier $3^1/_2$ Liter, bei Monnier 3—4 Liter, bei Pean 3 Liter und bei Credé $1^1/_2$ Liter.

Der Inhalt der Cysten ist entweder rein blutig, oder serös-blutig, seltener rein serös. Die blutig-serösen Cysten enthalten gewöhnlich noch ziemlich viel rote Blutkörperchen, deren Stromata zum Teil entfärbt sind und unveränderte oder Fettkörnchen enthaltende Leukocyten. Außerdem kommen Cholestearinkristalle darin vor. Wasserklaren Inhalt haben gewöhnlich nur die ganz kleinen Cysten, selten die großen unilokulären, wie z. B. im Falle von Credé. Abgelöste Epithelien oder Endothelien findet man gewöhnlich in den echten Cystenbildungen. Auch Hämatoidinkristalle werden gewöhnlich hier gefunden, ebenso blutkörperchenhaltige Zellen.

Ätiologie. Die Entstehung der kleineren, multiplen, an der Milzoberfläche sitzenden Cysten wird, wie bereits erwähnt, auf Milzhernien zurückgeführt, die ihrerseits wieder infolge von Kapselrupturen bei Vergrößerungen der Milz infolge von Stauung, Infektion oder anderen Ursachen sich entwickeln. Was die größeren Milzcysten anbetrifft, so muß man wohl für manche Fälle angeborene Anomalien annehmen, sicherlich für die sehr seltenen Dermoidcysten. Vieleicht spielen auch kongenitale Anlagen eine Rolle bei der Entwicklung derjenigen Cysten, die auf der Basis von Lymphangiomen, Varicen der Venen oder echten Blutgefäßangiomen zur Entwicklung gelangen. Schon Virchow sprach gelegentlich der Demonstration zweier Milzcysten die Vermutung aus, daß sie eventuell aus einem „ursprünglichen Fehler" entstanden sein könnten.

Auffällig häufig spielt besonders bei den Blutcysten das Trauma eine Rolle.
In manchen Fällen ist allerdings die Rolle desselben mehr als zweifelhaft, so
bei dem Patienten von Credé, der 10 Jahre vor seiner Erkrankung ein Trauma
der Milzgegend erlitten hatte. Ghetti operierte eine 42jährige Bauersfrau
wegen einer Milzcyste, welche bei der Ernte von einem Gabelstiel in der linken
Seite getroffen worden war. Gleich darauf soll an dieser Stelle eine schmerzhafte Anschwellung entstanden sein, die schon nach einem Monat als die vergrößerte und Fluktuation zeigende Milz erkannt wurde. Die Patientin Bac-
cellis hatte sich mit der linken Lendengegend an der Ecke eines Schrankes
gestoßen und empfand seitdem heftige Schmerzen in der linken Seite. Schon
nach 2 Monaten, nachdem der Schmerz verschwunden war, bemerkte sie eine
langsam wachsende Geschwulst im linken Hypochondrium. Das $12^3/_4$jährige
Mädchen, bei welchem Baginsky eine Milzcyste diagnostizierte, war kurz
vor seiner Erkrankung heftig auf den Leib gefallen. Die Patientin von Heurtaux war eine Treppe herunter auf die linke Seite gefallen und bemerkte ein
Jahr darauf einen faustgroßen Tumor der Milzgegend. Eine Patientin von
Lejars war 3 Jahre vor ihrer Erkrankung eine Treppe herunter auf die linke
Seite gefallen. In dem Falle von Chavier hatte 17 Monate vorher ein Stoß
gegen die Milzgegend stattgefunden. Riese berichtet, daß sich bei einem
jungen Mann nach einem $^1/_4$stündigen Dauerlauf Atemnot und Schmerzen
in der linken Seite einstellten und daß sich später im linken Hypochondrium
eine palpable für einen Kolontumor gehaltene Geschwulst entwickelte. Man
fand aber bei der Operation eine Milzcyste, die mit der Flexura lienalis verwachsen war.

Daß tatsächlich Traumen der Milzgegend Gewebszerreißungen der gesunden oder kranken Milz hervorrufen können, aus denen sich dann später
durch verhinderten Abfluß des Blutes oder durch Zerfall Cysten bilden können,
bedarf keiner weiteren Beweisführung. Besonders dann wird es natürlich
leicht in solchen Fällen infolge eines Traumas zu Gewebszerreißungen, Blutungen
und nachträglicher Cystenbildung kommen, wenn Gefäßerkrankungen vorliegen.

Überhaupt disponieren naturgemäß Gefäßerkrankungen wie Varicen,
Aneurysmen, Arteriosklerose, Gefäßbrüchigkeit bei hämorrhagischen Diathesen,
zu Blutungen in das Milzparenchym.

Wiederholt hat man die Entwicklung von Milzcysten im Anschluß an
einen infektiösen Milztumor beobachtet. So entstand eine lymphangiomatöse
Lymphcyste bei einem Falle Suchaneks nach Masern. Zunächst fiel nach
Überstehen der Krankheit eine Milzschwellung auf, die nach einem Jahre wieder
verschwand und erst nach einem weiteren Jahre wieder zu wachsen begann.
Auch nach Scharlach, Typhus und Masern ist es zur Entwicklung von Milz-
cysten gekommen. Vielleicht veranlaßt die Schwellung der Milz bei diesen
Zuständen gelegentlich Zirkulationsstörungen, in deren Gefolge es vielleicht
auf Grund angeborener eigenartiger anatomischer Verhältnisse zu allmählicher
Cystenbildung kommt.

Symptomatologie. In den meisten Fällen machen größere Milzcysten
recht erhebliche Beschwerden, während die kleinen multiplen das ganze Organ
durchsetzenden oder nur auf der Oberfläche lokalisierten symptomlos verlaufen
und nur gelegentlich der Obduktion als interessanter Nebenbefund vom pathologischen Anatomen festgestellt werden.

Größere Milzcysten machen die gleichen Symptome wie andere Tumoren
der Milz. Die Kranken bemerken ein Gefühl des Druckes und der Völle im
Leibe, das meist im linken Hypochondrium lokalisiert ist, und wenn die Cysten
schnell wachsen, pflegt sich gewöhnlich auch eine Vorwölbung in der Gegend
des linken Hypochondriums bemerkbar zu machen, welche die Kranken bis-

weilen selbst fühlen. Auch können Schmerzen auftreten, namentlich dann, wenn sich perisplenitische Erscheinungen hinzugesellen, und wenn benachbarte Organe komprimiert oder gezerrt werden.

Das Allgemeinbefinden der Kranken pflegt im allgemeinen nicht wesentlich zu leiden, doch wird in vielen Fällen ausdrücklich berichtet, daß die Kranken sehr herunterkamen, anämisch wurden und abmagerten. Auffällig ist, daß Milzcysten häufiger bei Frauen als bei Männern vorzukommen scheinen. Es muß dahin gestellt bleiben, ob in den Fällen mit ausgesprochener Kachexie letztere nicht von den Cysten als solchen abhängig war, sondern mit der unbekannt gebliebenen Grundkrankheit, auf Grund deren die Milzvergrößerung erfolgte, zusammenhing. Über den Blutbefund bei Milzcysten ist nicht viel bekannt, da die meisten Fälle aus einer Zeit stammten, wo Blutuntersuchungen nach modernen Methoden noch nicht vorgenommen wurden. In manchen Fällen, die daraufhin untersucht wurden, bestand ein leichter oder mittelschwerer Grad von Anämie und normale oder leicht erhöhte Leukocytenzahlen.

Sehr große Milzcysten machen natürlich größere Beschwerden, welche von der Kompression der benachbarten Organe abhängen. Es kann Atemnot auftreten, Herzklopfen, Verdauungsstörungen und es kann schließlich zu Ascites und Ödemen der unteren Extremitäten kommen.

Eine Seltenheit ist wohl die Bildung eines Abszesses in einer Cyste, wie sie Geipel in seinem Falle beobachtete, wo ein chronisch-septikämischer Zustand sich entwickelte, und eine Perforation in den Dickdarm, aber mit ungenügendem Abfluß, bestand. Auch können gelegentlich Milzcysten platzen und zu peritonitischen Erscheinungen führen.

Diagnose. In den meisten Fällen, in welchen die Cysten eine beträchtlichere Größe erreichen, ist die Diagnose verhältnismäßig nicht sehr schwer, wenn es gelingt, durch Nachweis von Fluktuation den cystischen Charakter der Geschwulst zu eruieren, und den Zusammenhang mit der Milz festzustellen. Das ist aber keineswegs in allen Fällen möglich. Manchmal erreichen die Cysten nicht die Oberfläche. In anderen Fällen ist der größte Teil des Organs in die Cyste aufgegangen, so daß es nicht möglich ist, die charakteristische Form und die Konturen der Milz durchzuführen. Bisweilen ist auch Cystenbildung der Milz mit Wandermilz verbunden und der Tumor liegt an einer ganz anderen Stelle des Leibes. Ferner stören häufig Verwachsungen die Orientierung mit Hilfe der Palpation. So war in einer Beobachtung Bardenheuers die Cyste im kleinen Becken festgewachsen und wurde für eine Ovarialcyste gehalten. Vielfach muß man sich deshalb mit der Diagnose „cystischer Tumor im linken Hypochondrium" oder „cystischer Tumor der Bauchhöhle" begnügen. Die Unterscheidung von Cystennieren, cystischen Tumoren im Netz, Lebercysten oder Ovarialcysten ist oft nicht möglich. In vielen Fällen hat erst die Operation die Situation aufgeklärt.

Vor der Probepunktion von Milzcysten, die allerdings einige Autoren ohne Gefahr ausgeführt haben, wird namentlich von chirurgischer Seite gewarnt. Einmal ist es möglich, daß dadurch Infektionen der Peritonealhöhle zustande kommen, und zweitens könnte aus hämorrhagischen Cysten eine Verblutung in die Bauchhöhle stattfinden.

Für die Unterscheidung nicht parasitärer Cysten von Echinokokkencysten ist allerdings die Probepunktion von großer Wichtigkeit. Der seröse Inhalt nichtparasitärer Cysten ist eiweißreich und enthält keine Echinokokkenhäkchen. Indessen ist diese Unterscheidung praktisch von keiner Bedeutung, da man ja auf jeden Fall operieren würde. In manchen Fällen kann die Blutuntersuchung hier die Differentialdiagnose fördern, indem Fehlen von Eosinophilie mehr für nichtparasitäre Cysten, Vorhandensein von Eosinophilie mehr für Echinokokkuscysten spricht. Allerdings können auch Echinokokkuscysten gelegentlich ohne Eosinophilie einhergehen.

Litten spricht sich allerdings auf Grund eigener Erfahrungen über die Probepunktion von Milzcysten in folgender Weise aus: „Ich halte es für gegeben, an dieser Stelle meine eigenen Erfahrungen dahin zusammenzufassen, daß ich, obgleich ich prinzipiell unter allen Umständen der Probelaparotomie mit möglichst unmittelbar nachfolgender Operation im Mußfalle das Wort rede, bei fast zahllosen Probepunktionen, die zum Teil noch in eine nichtantiseptische Zeit fielen, niemals einen unangenehmen Zwischenfall erlebt habe; vor allem aber niemals eine Vereiterung eines früher klaren, nicht purulenten Inhalts beobachtet habe. In dem einzigen Ausnahmefall, der nicht mich, sondern einen Hospitalkollegen betraf, handelte es sich nicht um die Einführung pathogener Bakterien und um den Übergang eines serösen in einen purulenten Inhalt, sondern um die Punktion eines hämorrhagischen Erweichungsherdes, infolgedessen die total erweichte und Fluktuation vortäuschende Milz barst und zum Tode durch Verblutung führte." Er empfiehlt dann die Probepunktion besonders zur Unterscheidung von Echinokokkuscysten und nichtparasitären Cysten.

Therapie. Die Behandlung der Milzcysten ist ausschließlich eine chirurgische. In früheren Zeiten begnügte man sich vielfach mit der einfachen Punktion und injizierte eventuell adstringierende Flüssigkeiten, wie Jodtinktur. Jetzt ist man dagegen bestrebt, mindestens die Cyste zu exstirpieren, wenn irgend möglich aber die totale Splenektomie auszuführen. Sicherlich ist dieser letztere Eingriff in allen Fällen vorzuziehen, da man nie weiß, ob nicht noch mehr Cysten in der Milz sind, die später wieder wachsen können. Man wird daher nur in Ausnahmefällen bei technisch unüberwindlichen Schwierigkeiten einen anderen Weg als die Splenektomie beschreiten, die sicherlich die rationellste Behandlungsmethode ist.

II. Die parasitären Cysten der Milz.

Man findet in der Milz gelegentlich Pentastomen, Cysticerken und Echinokokken. Nur letztere haben eine klinische Bedeutung, da sie weitaus am häufigsten sind und vielfach recht beträchtliche Größen erreichen können. Die absolute Häufigkeit der Milzechinokokken ist keine sehr große. Von allen Echinokokkenfällen betreffen nach Finsen in Island nur 0,7 % die Milz, nach Madelung in Mecklenburg 1,5 %, nach Neißer und Trinkler war nur in 3,2 bzw. 3,4 % die Milz Sitz der Echinokokkusblasen. Bisweilen sind noch andere Organe befallen, doch kommen auch ziemlich häufig isolierte Milzechinokokken vor. Man findet sowohl unilokuläre, wie multilokuläre Cysten. Nach Litten nimmt die Milz in der Häufigkeitsskala der befallenen Organe die 8. bis 9. Stelle ein. Während die nicht parasitären Cysten häufiger beim weiblichen Geschlecht angetroffen werden, findet man Echinokokkuscysten bei beiden Geschlechtern in ungefähr gleichem Maße. Im kindlichen Alter ist die Krankheit seltener anzutreffen. Der jüngste Fall ist von Litten beobachtet und betraf einen 10jährigen Knaben.

Während die nichtparasitären Cysten mit Vorliebe in den unteren Abschnitten der Milz sitzen, kommen Echinokokken auch am oberen Pole vor und können daher zu charakteristischen klinischen Erscheinungen führen, die durch diesen Sitz bedingt sind. In vielen Fällen sind die Cysten sehr klein, machen während des Lebens keine Erscheinungen und werden nur gelegentlich der Sektion gefunden. In anderen Fällen erreichen sie beträchtliche Größe. Verwachsungen mit der Nachbarschaft kommen häufig vor. Regressive Metamorphosen, besonders Abszedierungen und Verkalkungen werden hier und da angetroffen. Der Cysteninhalt ist wasserklar, eiweißfrei und enthält Bernstein-

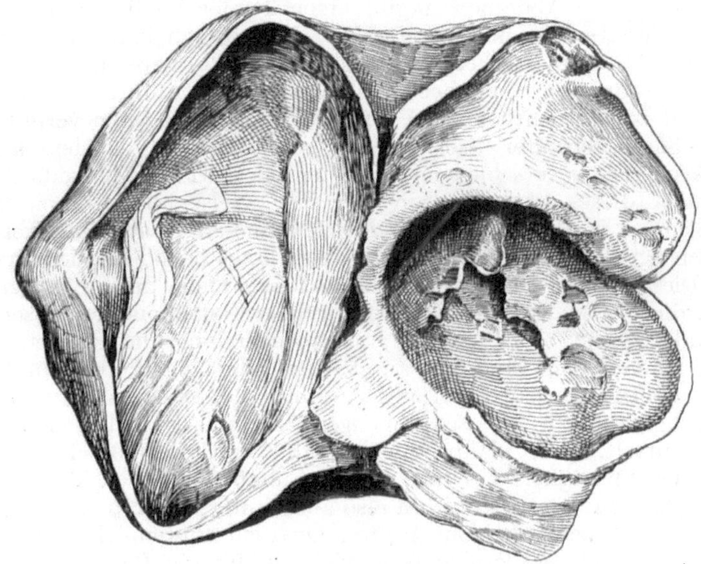

Abb. 15. Milzechinokokkus.

säure, sowie Kochsalz. Das spezifische Gewicht ist niedrig und schwankt zwischen 1008 und 1013. Bei der Untersuchung durch Sektion oder Operation gewonnenen Materials findet man immer die charakteristischen Häkchen, ganze Skolices und oft auch Cholesterinkristalle, verfettete Leukocyten und Blutpigment. Das eigentliche Milzparenchym ist je nach der Größe und der Zahl der Cysten mehr oder weniger atrophisch. Gelegentlich können auch Echinokokken der Milz gestielt aufsitzen. Unter Umständen kann die ganze Milz in eine oder mehrere Cysten umgewandelt sein. Das Gesamtvolumen des Organs ist natürlich gewöhnlich vergrößert. Sitzen die Blasen in dem oberen Teil der Milz, so wird das Zwerchfell emporgedrängt und größere Abschnitte der linken Lunge können komprimiert werden, und selbst Verschiebungen des Herzens können zustande kommen.

Symptomatologie. Größere Echinokokkuscysten machen eigentlich immer erhebliche Beschwerden. Das allmähliche Wachstum der Geschwulst im linken Hypochondrium erzeugt das Gefühl von Druck und Völle und ev. von

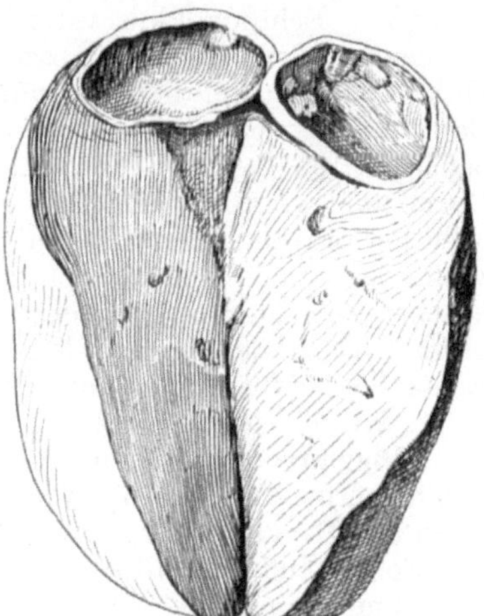

Abb. 16. Milzechinokokkus.

Schmerzen. Sitzt der Echinokokkus im oberen Pol, so entstehen infolge der Kompression der Lunge und ev. des Herzens Atmungs- und Herzbeschwerden sowie Pleuritiden. Ebenso können durch Kompression der Organe der Bauchhöhle Magen- und Darmbeschwerden, Übelkeit, Leibschmerzen, Aufstoßen, Stuhlstörungen etc. sich entwickeln. In manchen Fällen kommt es zu einer ausgesprochenen Kachexie, wie z. B. in einer Beobachtung Hahns, wo eine erhebliche Abnahme der Kräfte und starke Abmagerung eingetreten waren.

Die Palpation des Abdomens ergibt einen Tumor im linken Hypochondrium, der manchmal noch die Konturen der Milz zeigen kann, bei größeren Blasen aber nur als ein cystischer, prall elastischer fluktuierender Tumor imponiert. Die Milz kann bis in das Becken hineinreichen, und ihre respiratorische Verschieblichkeit ist oft sichtbar. Bei zentraler Lage der Cysten vermißt man Fluktuation. Sehr charakteristisch ist das sogenannte Hydatidenschwirren, über dessen Mechanismus verschiedene Ansichten geäußert worden sind. Litten spricht sich über dieses Phänomen in folgender Weise aus: „Nach meinen eigenen Erfahrungen ist das Hydatidenschwirren eine Art sehr deutlicher Fluktuation mit einem jedoch sehr charakteristischen, lange nachhallenden Erzittern verbunden. Diese letztere Erscheinung äußert sich nicht immer in derselben Weise, indem die Wellen, welche dies Erzittern zustandekommen lassen, dem Tastgefühl bald als sehr zart und kurz, bald als sehr lang und grob erscheinen können. Ich möchte den Eindruck am besten vergleichen mit dem Gefühl, welches man empfindet, wenn man eine Anzahl Echinokokkusblasen oder geronnene Fleischgallerte in die zusammengelegten und geschlossenen Hände nimmt und schüttelt. Ich glaube nicht, daß das Hydatidenschwirren ausschließlich in der Flüssigkeit des Sackes, ganz unabhängig von Tochterblasen und deren Membranen entsteht, mithin also auch unter anderen pathologischen Bedingungen, wie namentlich beim Ascites, Ovarientumoren, Hydronephrosen und anderen vorkommt, sondern halte es vielmehr für ein Phänomen, das der Echinokokkuscyste eigen und für sie charakteristisch ist." Man nimmt es nach Litten im gleichen Fall nicht zu allen Zeiten wahr. Oft entsteht es erst, wenn man einen Teil des Cysteninhaltes durch Punktion entleert.

Die Blutuntersuchung ergibt in vielen Fällen eine Eosinophilie. Über das Vorkommen von Anämie in unkomplizierten Fällen ist nichts Sicheres bekannt. Echinokokkuscysten können vereitern; es entsteht dann der Symptomenkomplex des Milzabszesses, Eiterfieber, heftige Schmerzen, neutrophile Leukocytose, zunehmende Kachexie. Solche Abszesse können in die Bauchhöhle oder nach außen perforieren. Besonders wenn Verlötungen mit benachbarten Organen entstehen, können Perforationen in den Magen- oder Darmkanal vorkommen. Platzen einer Echinokokkuscyste in die Bauchhöhle oder Perforation in den Darm können auch ohne vorangegangene Vereiterung zustandekommen. So berichtet Litten von einem Fall, wo der Milzechinokokkus eines Morgens verschwunden war, nachdem der Kranke in der Nacht profuse Diarrhöen gehabt hatte. Man fand dann im entleerten Darminhalt Echinokokkenflüssigkeit mit zahllosen Blasen. Bemerkenswerterweise wurde dieser Kranke gesund.

Diagnose. Im allgemeinen ist die Diagnose Echinokokkuscyste nur selten mit Sicherheit zu stellen. Wichtig ist die Anamnese, wenn inniges Zusammenleben mit Hunden nachgewiesen werden kann. Wichtig ist ferner der Nachweis der Eosinophilie im Blute, die allerdings auch fehlen kann. Vor der Probepunktion warnen die meisten Autoren, einmal weil eine Aussaat von Echinokokken in der Bauchhöhle dadurch veranlaßt werden kann und zweitens, weil der Punktion eine Ruptur der Blase mit allen ihren deletären Wirkungen folgen kann. Litten steht der Probepunktion der Echinokokkuscysten wie der der Milzcysten überhaupt freundlich gegenüber. Bemerkenswert ist, daß man wiederholt in solchen Fällen das Auftreten einer Urticaria beobachtet hat, die offenbar durch die Resorption irgend einer giftigen Substanz des Blaseninhaltes hervorgerufen sein muß. Debove hat durch Injektion von Echinokokkenflüssigkeit beim Menschen Urticaria erzeugt.

Therapie. Auch die Therapie der Echinokokkuscysten ist eine chirurgische. Im allgemeinen empfiehlt sich die Splenektomie besonders deshalb, weil in den scheinbar nichtbefallenen Abschnitten der Milz doch noch kleine Blasen sitzen können. Nur in Ausnahmefällen, wo die Exstirpation der Milz Schwierigkeiten macht, wird man durch Inzision der Cysten das Leiden zu beseitigen versuchen. Die Prognose ist in allen denjenigen Fällen günstig, in denen ausschließlich die Milz ·Sitz der Echinokokken ist.

Literatur.

Allgemeines.

Die Lehrbücher der Hämatologie und pathologischen Anatomie.

Birch-Hirschfeld, Die Krankheiten der Milz. Gerhardts Handbuch der Kinderheilkunde. — Ewald, Milzkrankheiten. Eulenburgs Realenzykl. 3. u. 4. Aufl. — Giesker, Splenologie. Zürich **1835**. — Heinrich, Die Krankheiten der Milz. Leipzig **1847**. — Helly, Die hämatopoetischen Organe etc. Spezielle Pathol. u. Therap. von Nothnagel. 8. Wien 1906. — Heusinger, Betrachtungen und Erfahrungen über die Entzündung und Vergrößerung der Milz. Eisenach **1820**. Über den Bau und die Verrichtungen der Milz. Eisenach **1824**. — Hirschfeld, H., Die Splenomegalien. Handb. d. spez. Path. von Kraus und Brugsch 8. — Kraus, F., Die Krankheiten der Milz. Handbuch d. prakt. Med. von Ebstein und Schwalbe. **2.** Stuttgart 1900. — Litten, Die Krankheiten der Milz. Handbuch d. Pathol. u. Ther. von Nothnagel. 8. 1898. — Mosler, Krankheiten der Milz. Handbuch d. spez. Pathol. u. Ther. von Ziemssen. 8. 2. Hälfte 1875. — Peltier, Pathologie de la rate. Paris 1878. — Piorry, Über die Krankheiten der Milz, die Wechselfieber usw. Übersetzt von Krupp. Leipzig **1847**. — Steinheim, Doctrina veterum de liene etc. Hamburg **1833**. — ·Thorel, Pathologie der Milz. Lubarsch-Ostertag. 7. — Wardell, Diseases of the spleen. Reynolds Enzykl. 5. — Ziemssen, v., Klinische Beobachtungen über die Milz. Münch. med. Wochenschr. **1896.** Nr. 47. u. Berl. klin. Wochenschr. **1896.** Nr. 49.

Untersuchungsmethoden.

Bäumler, Zur Perkussion der Milz. Verh. d. Ges. deutsch. Naturf. **1896.** — Buttersack, Zur Perkussion der Lungen-Milzgrenze. Zeitschr. f. klin. Med. 40, 1900. — Page, La radioskopie et radiographie de la rate. Thèse Paris **1912.** — Rautenberg, Klinische Anwendung der Röntgenphotographie der Leber und Milz. Berl. klin. Wochenschr. **1914.** Nr. 36. — Schuster, Die Perkussion der Milz. I.-D. Gießen **1866.** — Stubenrauch, Zur Frage der Milzpunktion. Beitr. z. klin. Chir. 88, II. 3.

¦Kongenitale Anomalien.

Albrecht, Ein Fall von sehr zahlreichen, über das ganze Peritoneum versprengten Nebenmilzen. Zieglers Beitr. **20.** — Birch-Hirschfeld, Defekt der Milz bei einem Neugeborenen. Arch. f. Heilk. **12.** — Brodsky, Über Polysplenie. Russk. Wratsch. **1914.** Nr. 18. — Faltin, Milzartige Bildungen im Peritoneum, beobachtet sechs Jahre nach einer wegen Milzruptur vorgenommenen Splenektomie. Deutsch. Jahresb. f. Chir. **90.** — Fürst, Lappenbildung der Milz eines Neugeborenen. Anat. Anz. **21.** — Gardère, Maladie bleue, absence de la rate. Lyon méd. **1908.** — Glinski, Angeborener Mangel der Milz. Prseglad lekarski **1906.** Nr. 42. — Griffini, Arch. ital. de biol. **1883.** — Gruber, Arch. f. Anat. u. Physiol. **1865.** — Haberer, Lien succenturiatus und Lien accessorius. Arch. f. Anat. u. Phys. Anat. Abt. **1901.** — Heckenlauer, Beitrag zur Kenntnis der Atrophia lienis cyanotica. I.-D. Würzburg **1895.** — Heitzmann, Eine Milz in einem linksseitigen indirekten Leistenbruch. Zeitschr. f. Path. **1917.** Nr. 16/17. — Heusinger, Hemmungsbildungen der Milz. — Hodenpyl, A case of apparent absence of the spleen with general compensatory lymphatic hyperplasia. New York med. Rec. **54.** 1898. Nr. 20. Studies of the College of Phys. Columbia Univ. 1899. — Helly, Hämolymphdrüsen, Erg. d. Anat. u. Entwicklungsgeschichte. **12.** — Helly, Zweigeteilte Milz und Nebenmilzen. Anat. Arch. **23.** — Jelenski, Fehlen der Milz. Berl. klin. Wochenschr. **1880.** Nr. 12. — Jolly, Rates surnuméraires chez l'enfant. Bull. soc. an. d. Paris. **1895.** — Koch und Wachsmuth, Fehlen der Milz. Berl. klin. Wochenschr. **1879.** — Krausse, Ein Beitrag zur Lehre von den kongenitalen Herzfehlern und ihre Coincidenz mit anderen Mißbildungen (Alienie). Jahrb. f. Kinderheilk. **62.** — Kuhn, Seltene Kleinheit der Milz als angeborene Anomalie. Zeitschr. f. Medizinalwesen **1893.** — Libby, Case of absence of the spleen. South. journ. of Med. and Pharm. Charleston **1846.** — Martin, Absence de la rate.

Bull. soc. anat. d. Paris **1826**. — Moroni, Osservazioni sopra un caso senza milza. Annal. univ. Milano. **1864**. — Pilliet, Etude histologique sur les altérations séniles de la rate. Arch. méd. exp. **5**. — Ramsay, Gastroenteritis; entire absence of the spleen. Charl. med. journ. and review. **1850**. — Sheath, An apparant third testicle consisting of a scrotal spleen. Journ. of anat. and physiol. **47**. 340. **1913**. — Rocher, Les rates surnuméraires chez l'enfant. Journ. d. méd. d. Bordeaux. **1903**. Nr. 57. — Schilling, Über einen Fall von multipler Nebenmilz. Virch. Arch. **188**. — Sheperd, The form of the human spleen. Journ. of Anat. and Phys. **5**. — C. Sternberg, Ein Fall von Agenesie der Milz. Virchows Arch. **173**. H. 3. — Tedeschi, Un caso di milza sopranumeraria. Gazz. d. Osped. **18**. — Temoin, Rate accessive simulante un néoplasme de l'intestin; Laparotomie et ablation. Splenectomie supplémentaire. Guérison. Arch. prov. de chir. **1898**. Nr. 10. — Toldt, Bauchfell und Gekröse. Ergebn. d. Anat. u. Entwicklungsgesch. **3**. — Toldt, Die Darmgekröse und Netze im gesetzmäßigen und gesetzwidrigen Zustand. Denkschriften der math.-naturw. Klasse der Akad. der Wissensch. in Wien. **56**. — Winkler, Ein seltener Fall von multiplen Nebenmilzen, die zu Hunderten im Bauchfell zerstreut waren. Charkowski Medicinski Journ. **1907**. —

<h3 style="text-align:center">Regeneration der Milz.</h3>

Baggio, Contributo sperimentale allo studio dei processi di riparazione nelle ferite della milza. Arch. per le scienz. med. **30**. — Beneke, Milzregeneration nach Totalexstirpation. Verhandl. d. Ges. deutsch. Naturf. u. Ärzte. **1910**. Teil 2. S. 14. — Faltin, Milzartige Bildungen im Peritoneum sechs Jahre nach Splenektomie wegen Milzruptur. Deutsch. Zeitschr. f. Chir. **7**. — Laudenbach, Ein Fall von totaler Milzregeneration. Virchows Arch. **141**. 1895. H. 2. — v. Stubenrauch, Milzregeneration und Milzersatz. **41**. Kongr. der deutsch. Ges. f. Chir. April **1912**. — Weill, Emile et Henry Benard, Note sur l'hypertrophie compensatrice de la rate après ablation partielle chez le chien. Soc. de biol. 9. Dec. **1911**.

<h3 style="text-align:center">Wandermilz.</h3>

Atlas, W., Eine Wandermilz. Laparosplenektomie. Eshenedeljnik **1899**. Nr. 38 (russisch). — D'Arcy-Power, Successfull removal of an enlarged and displaced spleen. Brit. med. Journ. **1900**. Nr. 17. — Babbe, Ein Fall von Wandermilz, geheilt durch Splenopexie. I.-D. Kiel **1907**. — Bland-Sutton, A case in with splenectomy was performed for a wandering spleen. Clin. Transact. **1901**. 31. — Bland-Sutton, Splenectomy for wandering spleen. Brit. med. Journ. **1900** 1. Dez. — Bland-Sutton, Remarks on wandering spleens. Splenectomy for prolapse of the spleen through a perforating wound of abdomen: recovery. Brit. med. Journ. **1897**. 16. Jan. — Bland-Sutton, Wandering Spleens. The Lancet **1897**. 16. Jan. — Bland-Sutton, Fall von glücklich operierter hypertrophischer Wandermilz. Clin. Soc. 1900. 23. Nov. Deutsch. med. Wochenschr. **1901**. V. B. 49. — Buedinger, Über Stieldrehung der Milz und die Ätiologie der Wandermilz. Wien. klin. Wochenschr. **1903**. Nr. 10. — Bureau, La torsion du pédicule dans l'ectopie de la rate. Gaz. hebdom. de méd. et de chir. **1896**. Nr. 30. — Bureau, Contribution à l'étude de l'ectopie de la rate; torsion du pédicule. Thèse de Paris. **1895/96**. — Chandeleux, Splénectomie pour rate mobile avec torsion du pédicule. Lyon med. **1900** Nr. 13. — Cordero, Über Splenopexie. Policlinico **1897**. 1. Juli. — Denck, Zur Diagnose von Wandermilz mittels Röntgenstrahlen. Arch. f. phys. Med. u. med. Technik **4**. — Franke, Über die Annähung der Wandermilz. Deutsche Zeitschr. f. Chir. **47**. — Freudenberg, Ein Fall von Wandermilz. Berl. klin. Wochenschr. **1896**. Nr. 29. — Greiffenhagen, Zur Technik der Splenoplexie und Ätiologie der Wandermilz. Zentralbl. f. Chir. **1897**. Nr. 5. — Haeckel, Demonstration einer exstirpierten hypertrophischen Wandermilz. Wissenschaftl. Ver. d. Ärzte zu Stettin, Sitzg. vom 6. Febr. 1900. Berl. klin. Woch. **1900**. 558. — Hartmann, Notes sur quatre cas de rate mobile. Le mercredi méd. **1895**. 6. Nov. — Hartmann, Quatre cas de rate mobile. IX. congr. franç. de chir. Sem. méd. 1895. Nr. 53. Gaz. des hôp. Nr. 137. 1339. — Ledowsky, Wandermilz mit Stieltorsion und Volvulus. Zentralbl. f. Chir. **1909**. Nr. 23. — Lobet, Splénectomie totale dans un cas de déplacement et d'hypertrophie de la rate. Avec cancer primitif du pédicule. Rev. de chir. **21**. Nr. 2. 1900. — Mainzer, Wandermilz und Splenektomie. Diss. München 1894. — Malins, Rotation of the spleen; removal; recovery. The Lancet **1894**. 15. Sept. — Meek: Dislocated spleen with torsion of the pedicle complicating pregnancy. Brit. med. Journ. 20. 4. **07**. — Morault, De la torsion du pédicule dans l'ectopie de la rate. Thèse de Bordeaux **1896**. — Mac-Donald and Machy, A case of acute torsion of a wandering spleen, Splenectomy, recovery. Lancet 25. 9. **1909**. — Nidd, Case of hypertrophy of spleen: mobility, rotation, peritonitic adhesions: operation. Proc. Royal Soc. of med. **6**. 1913. Surg. Sect. 232. — Orsos, Beiträge zur Kenntnis der Wandermilz und der Splenomegalie. Virchows Arch. **197**. H. 1. — Pilliet, Anat. pathol. de la rate mobile. Progrès méd. **1895**. T. 2. Nr. 47. — Pilliet, Des lésions de la rate mobile. Soc. de biol. 1895. 26. 10. La sem. méd. **1895**. Nr. 54. — Plücker,

Über Splenopexie bei Wandermilz. Zentralbl. f. Chir. **1895.** Nr. 40. — Rachmanow, Ein Fall von Exstirpation einer Wandermilz bei einer Schwangeren. Medizinskoje obosrenije **1896.** Nr. 7. — Runge, Exstirpation einer Wandermilz mit Achsendrehung des Stieles. Berl. klin. Wochenschr. **32.** 16. 346. 1895. — Rydigier, Die Behandlung der Wandermilz durch Splenopexie. Wien. klin. Wochenschr. **8.** 24. 1895. — v. Salis, Ein Fall von Torsion der Milz. Schweiz. Korrespondenzbl. **1913.** Nr. 50. — Schwarz, Exstirpation eines um seine Achse mehrfach gedrehten Milztumors. Zentralbl. f. Gynäk. **23.** Nr. 31. — Schwarz, Ein Fall von Milzexstirpation wegen hypertrophischer Wandermilz. Wien. klin. Wochenschr. **13.** 52. 1900. — Stone, Scott, Splenectomy for floating spleen with twisted pedicle. Annals of surgery **1899.** Sept. — Sokoloff, Splenektomie wegen Wandermilz. Westnik chirurgii **1900.** Nr. 8. — Stierlin, Über die chirurgische Behandlung der Wandermilz. Dt. Zeitschr. f. Chir. **45.** 382. 1897. — Sykoff, Über die Behandlung der Wandermilz mit Splenopexie. Arch. f. klin. Chir. **51.** 637. 1895. — Whitehouse, Torsion of the spleen simulating ovarian tumour. Splenectomy Recovery. Birmingham Med. Review. Juli 1913 u. Journ. of the Obstetr. and Gyn. **23.**

Milzruptur.

Adjaroff, Chr., Ruptura lienis. Splenectomia. Sanatio. Meditzinski Napradak (türkisch) **1900.** Nr. 11. 12. — Asch, R., Ein Beitrag zur Frage der Milzexstirpation. Zentralbl. f. Gynäk. **1898.** Nr. 52. — Auvray, M., Rupture de la rate. Splénectomie. Bull. et mém. de la soc. de chir. **27.** 22. Paris 1901. 6. März. Rev. d. chir. Bd. 23. p. 556. — Auvrays M., Thérapeutique chirurgicale des plaies de la rate. Gazette des hôpitaux. **1901.** Nr. 46. — Ballance, On splenectomy for rupture without external wound. Practitioner **1898.** April. — Barallier, Contribution à l'étude des ruptures spontanées de la rate. Arch. gén. d. méd. **1888.** — Bartz, Über Milzexstirpation. Deutsche med. Wochenschr. **1899.** Ther. Beil. p. 79. — Baudet, Rupture complète de la rate. Splénectomie. Presse méd. **1905.** Nr. 37. — Bayer, Statistisches über Splenektomie etc. Münch. med. Wochenschr. **1904** Nr. 3. — v. Beck, Subkutane Milzruptur. Milzexstirpation. Heilung. Münch. med. Wochenschr. **1897.** Nr. 47. — Berger, Die Verletzungen der Milz und ihre chirurgische Behandlung. Arch. f. klin. Chir. **68.** H. 4. 1902. — Bernhard, Milzruptur, Splenektomie. Heilung. Korrespondenzbl. f. Schweizer Ärzte **1902.** Nr. 16. — Bessel-Hagen, Ein Beitrag zur Milzchirurgie. Arch. f. klin. Chir. **62.** G. 1. 188. 1900. — Bland-Sutton, A case of rupture of the spleen. Splenectomy. Death. Brit. med. Journ. **1897.** 1. Mai. — Bland-Sutton, Three successful splenectomies. The Lancet 1895. 974. — Blanquinque, Deux cas de splénectomie. Gaz. hebdomad. **1901.** Nr. 99. — Blecher, Subkutane traumatische Milzzerreißung bei Morbus Banti. Splenektomie, Heilung. Münch. med. Wochenschr. **1911.** Nr. 24. — Boinet, Ruptur der Milz bei Malariakranken. Deutsch. med. Wochenschr. **1901.** — Bolton, Exstirpation of the spleen for rupture. New York surg. soc. Ann. of surgery **1900** Juni. — Bommarito, Sulla ptosi splenica a proposito di una splenectomia. Clinica chirurg. **1901.** Nr. 10. — Bond, Remarks on a case of splenectomy. The Lancet **1896.** 1207. 2. Mai. — Bonne, Ein Beitrag zur Kenntnis der Vena lienalis. I.-D. Göttingen 1884. — Borgat, Splenectomy for lacerated spleen. Ann. of surg. **1908.** — Bovee, Splenectomy with report of two cases. Med. News **1899.** Nr. 27. — Bovee, Splenectomy for congestive hypertrophy. Ann. of surgery. **1900.** Juni. — Bowie, Spontaneous rupture of the spleen. Lancet 1892. — Braun, Chirurgie der Blutgefäßdrüsen. Ebstein-Schwalbes Handbuch, Stutgart 1900. — Braun, Demonstration eines neuen Falles von geheilter Milzruptur. Med. Ges. zu Leipzig. Sitzung vom 24. 6. 1902. Münch. med. Wochenschr. **1902.** 148. — Brennfleck, Bericht über eine durch Schußverletzung bedingte Splenektomie. Münch. med. Wochenschr. **1903.** 603. — Brogsitter, Splenektomie und subkutane Milzruptur. Charité-Ann. **1909.** — Brohl, Milz und- Nierenexstirpation. Allgem. ärztl. Verein in Köln. Sitzung vom 23. März 1896. Deutsche med. Wochenschr. **1897.** V. B. 30. — Brown, Splenectomy for prolapse of the spleen trough a perforating wound of the abdomen: recovery. Brit. med. Journ. **1897.** 16. g. 133. — Bryan, Spontaneous rupture of the spleen. in the course of typhoid fever. Ann. of surgery. **1909.** — Butz, Zur Frage des operativen Eingreifens bei Verwundung der Milz. Bolnitschnaja gazeta botkina **1897.** Nr. 39. — Ceci, Splenektomie. Policlinico **1.** 403. 1894. — Cantlie, Milzruptur. Journ. of trop. med. Nr. 13. — Christomanos, Ein Fall vollständiger Milznekrose. Zieglers Beitr. **24.** — Choux, Des ruptures de la rate (bei Malaria). Arch. d. méd. et de pharm. milit. April **1910.** — Clarke, A case of ruptured spleen: splenectomy; recovery. Brit. med. Journ. 24. 2. 1912. — Cohn, Über subkutane Milzruptur. Münch. med. Wochenschr. **1900.** 609. — Cohnheim, Tod durch Berstung von Varicen der Milz. Virchows Arch. Nr. 37. — Conclin, Splenectomy with the report of a successfull case. New York med. Record **1894.** 28. Juli. — Coste, Milzoperation. Eulenburgs Realenzyklopädie. **9.** 4. Aufl. — Coville, Rupture traumatique de la rate avec hémorrhagie lente. Gaz. des hôp. **1902.** Nr. 11. — Coville, Sur un

cas de rupture traumatique de la rate. Bull et mém. de la soc. de chir. Nr. 38. 1901. —
Mc. Coy, Splenectomy for rupture of spleen. Ann. of surg. Nov. 1911. — Craig, Rupture
of the spleen, two cases. Ref. Jahresber. f. Chir. 1904. — Croly, Royal academy of mede-
cine in Irland. Section of obstetrics. The Lancet 1896. 11. Jan. — Dalinger, Ein Fall von
erfolgreicher Exstirpation der Milz. Medicinskoje Obosren. 1901. Dezember. — Dannen-
berg, Zur Frage von der Heilung der Milzwunden. I.-D. 1882 (russisch). — Danelsen,
Erhaltung der Milz bei Verletzungen und Erkrankungen dieses Organs. Beitr. z. klin.
Chir. 60. — Davis, Spontaneous rupture of the spleen. Brit. med. Journ. 1904. —
Delatour, Thrombosis of the mesenteric veins as a cause of death after splenectomy.
Ann. of surgery 1895. Jan. — Delbet, Rupture, Splenectomy Heilung. Gaz. des hôp. 1898.
— Demons, Stichverletzung, Splenektomie, Tod. Rev. de Chir. 11. 522. 1901. — Dent,
Ruptured spleen in a boy: Splenectomy; recovery. Brit. med. Journ. 17. Mai 1913. —
Le Dentu, Milzexstirpation wegen Ruptur. Acad. de méd. Sitzung vom 27. Dez. 1898.
Münch. med. Wochenschr. 1899. 202. — Dobroszakow, Berstungen der Milz bei Typhus
recurrens. Deutsche Ärztezeitung 1909. Nr. 8 u. 9. — Dörken, Ein Fall von spontaner
Milzruptur. I.-D. Kiel 1892. — Eberhart, Demonstration einer exstirpierten Milz. Allg.
ärztl. Verein zu Köln. Sitzung vom 15. 10. 1901. Münch. med. Wochenschr. 1902. 79. —
Eberhart, Demonstration von Milznekrose. 72. Versamml. deutsch. Naturforsch. u.
Ärzte. 1900. — Eichel, Über subkutane traumatische Bauchblutungen. Münch. med.
Wochenschr. 1901. Nr. 41 u. 42. — Fagge and Man, A case of traumatic rupture of the
normal spleen; splenectomy. Guys hosp. rep. 1910. — Fauntleroy, Traumatic rupture
of the spleen (complete); splenectomy. Ann. of surg. 57. Nr. 1. 1913. — Fevrier, Chirurgie de la rate. Rev. de chir. 1901. Oct. Gaz. des hôp. 1901. Oct. — Funajoli, Splenectomia fasciale ed emostasi splenica. Giorn. med. del R. esercito 1901. Nr. 21. — Geor-
gesku-Mangiurea, Spontane Elimination der Milz aus der Öffnung eines Nabelbruches.
Genesung. Spitalul. 1901. Nr. 13. — Gerard-Marchant, Congrès franc. de chir. 1901.
Rev. de chir. 1901. 516. — Giffin, Clinical observations concerning twenty-seven cases
of splenectomy. Amer. Journ. of the med. Sc. 145. Nr. 6. 1913. — Goepel, Über einige
Fälle von Bauchtumoren mit Vorstellung Operierter. Med. Ges. zu Leipzig, Sitzung vom
14. Dez. 1897. Schmidts Med. Jahrb. 257. 185. 1898. — Graf, Ein Beitrag zur Kasuistik
der Milzverletzungen und deren Therapie. Münch. med. Wochenschr. 1905. Nr. 44. —
Hartley-Frank, Splenectomy. Med. News 2. 4. Nr. 14. 1898. — Hartmann, Henri,
Sur une observation de splénectomie suivie d'accidents de péritonite aiguë. Bull. de la soc.
de chir. de Paris. 20. 348. 1894. — Hayden, A successfull case of splenectomy for rupture.
Brit. med. Journ. 19. 8. 1899. — Heaton, Splenectomy for rupture. Brit. med. Journ.
25. Febr. 1899. — Heidenhaim, Über Rupturen und Verletzungen der Milz und den
dadurch bedingten Verblutungstod. Vierteljahrsschr. f. ger. Med. 46. — Hektoen, Diffuse coagulation necrosis in the spleen following thrombosis in typhoid fever. Med. News.
24. 3. 1894. — Henggeler, Drei Fälle von Milzruptur bei Malaria. Ref. Jahresber.
f. Chir. 1896. — v. Herczel, Über eine bisher unbekannte Ursache des Fiebers nach Milzexstirpation. Wien. klin. Wochenschr. 1907. Nr. 5. — Heurtaux, Rate déplacée dans la
force chaque droite et à pédicule tordu, Splénectomie. Soc. de chir. 1893. 27. Dez. — Hopp-
mann, Beitrag zu den subkutanen Milzrupturen. Beitr. z. klin. Chir. 63. — Horoch,
Demonstration einer exstirpierten Milz. Verhandl. d. deutsch. Ges. f. Chir. 10. 4. 1885.
— Indet, Rupture de la rate. Splénectomie. Guérison. Bull. et mém. de la soc. anat.
de Paris 76. T. 3. Nr. 8. 1902. — Jasinski, Über Milzexstirpation. Przeglad lekarski.
1901. Nr. 51,52. — Johansson, Zwei seltene milzchirurgische Fälle. Berl. klin. Wochenschr.
1911. Nr. 28. 1278. — Johnson, Milzruptur. Splenektomie. Tod. New York surg. Soc.
Ann. of Surg. 1900. Juni. — Jones, Two cases of splenectomy for rupture of the
spleen; recovery. Lancet 8. 6. 1912. — Jonnesco, Über Splenektomie. Arch. f. klin.
Chir. 55. 330. 1897. — Jonnesco, Vingt-trois splénectomies. Gaz. des hôp. 1898. Nr. 123.
— Jonnesco, La splénectomie; étude clinique et expérimentale. Congrès franc. de chir.
13. S. Paris 1899. Oct. Rev. de chir. 1899. Nr. 2. — Jonnesco, Die Exstirpation der Milz,
ihre Indikationen und Resultate. Naturhistorisch med. Verein Heidelberg. Sitzung
vom 18. 11. 1902. Münch. med. Wochenschr. 1903. 394. — Jonnesco, Über die subkutane
Milzzerreißung und ihre operative Behandlung. Münch. med. Wochenschr. 1901. Nr. 3. 94.
— Jonnesco, Splénectomie. 13. internat. med. Kongreß Paris. 1900. Rev. de chir. 1900.
Nr. 9. — Jonnesco, Splenectomia. Revista de chir. 1901. Nr. 9, 10. — Jonnesco, Die
Exstirpation der Milz, ihre Indikationen und Resultate (an der Hand von 6 erfolgreichen
Splenektomien). Mitteil. aus den Grenzgeb. der Med. u. Chir. 11. 407. 1903. — Jonnesco,
Th., La splénectomie. 12. intern. med. Kongreß zu Moskau. 19.—26. Aug. 1897. Zentralbl.
f. Chir. 1897. 1034. Progrès méd. 1897. Nr. 12. Arch. de soc. méd. 1897. 2. 5, 6. 301. —
Jordan, Über die subkutane Milzzerreißung und ihre operative Behandlung. Münch.
med. Wochenschr. 1901. Nr. 3. — Jordan, Die Indikationen zur Exstirpation der Milz.
Berl. klin. Wochenschr. 1903. Nr. 52 u. Zentralbl. f. Chir. 1903. Nr. 43. — Israel, Splenomegalie, linksseitige Hydronephrose und Ureterkarzinom. Berl. klin. Wochenschr. 1910.

Nr. 52. — Israel, Verhandl. der deutsch. Ges. f. Chir. **24**. 123. 1895. — Karewski, Ein Fall von traumatischer Milznekrose. Verein f. inn. Med. Berlin. Sitzung vom 3. Dez. 1900. Deutsch. med. Wochenschr. **1901**. V. B. 3. — Kehr, Die Chirurgie der Milz. Handbuch der prakt. Chir. **3**. 1. — Kelloch, Ruptur der Milz. Splenektomie. Heilung. Brit. med. Journ. **1901**. 30. April. — Kernig, Ein Fall von Milzruptur mit glücklichem Ausgang. Petersb. med. Wochenschr. **1876**. Nr. 14. — Kirchhoff, Zur Milzchirurgie. Therap. Monatsh. **1898**. Nr. 1. — Klemperer, Eth. fall af mjaitruptur. Hygiea. **1906**. — Kolb, Über einen Fall von subkutaner Milzruptur mit Spontanheilung. Deutsche Medizinalzeitung **1901**. Nr. 68. — König, Freie Vereinigung der Chir. Berlins, Sitzung vom 10. März 1902. Deutsche med. Wochenschr. **1902**. V. B. 183. — Kon, Mechanismus und pathol. Anatomie der subkutanen Verletzungen der Milz. Vierteljahrsschr. f. gerichtl. Med. **1907**. 4. — Krabbel, Über Milzexstirpation wegen subkutaner Zerreißung des Organs. Deutsche med. Wochenschr. **1899**. Nr. 36. — Krjenkow, Zur Frage von der operativen Behandlung der traumatischen Milzverletzungen. Diss. St. Petersburg 1901. — Kronacher, Zur Kasuistik der Milzexstirpation. Münch. med. Wochenschr. **1894**. — Lahey, Prolapsed spleen with acute torsion. Splenopexie. Ann. of surg. Nov. **1911**. — Lamarchia, Über einen Fall von Milznaht. Zentralbl. f. Chir. **1896**. Nr. 2. — Lampe, Über subphrenische Abszesse. Münch. med. Wochenschr. **1895**. Nr. 20. — Lauenstein, Splenektomie wegen Milzruptur. Heilung. Ärztl. Verein in Hamburg. Sitzung vom 19 Mai 1903. Münch. med. Wochenschr. **1903**. 923. — Lejars, Ruptur. Splenektomie. Tod. Soc. de chir. de Paris. Rev. de chir. **4**. 556. 1901. — Ledderhose, Die chirurg. Krankheiten der Milz. Deutsche Chir. u. Handb. d. Therapie inn. Krankh. Schwalbe **4**. — Lendon, A successfull case of splenectomy. The Lancet **2**. 500. 1896. — Leonte, 14. Französ. Chirurgenkongreß zu Paris 1901. Rev. de chir. **1901**. Nr. 11. — Lewerenz, Über Milzexstirpation wegen Trauma. Freie Vereinigung der Chirurgen Berlins, Sitzung vom 13. 11. 1899. Deutsche med. Wochenschr. **1900**. V. B. 99. — Lewerenz, Über die chirurgische Behandlung subkutaner Milzrupturen. Arch. f. klin. Chir. **60**. H. 4. 951. 1900. — Loison, Contributions à l'étude des ruptures traumatiques de la rate dans les contusions de l'abdomen. Arch. de méd. et de pharm. milit. 1901 Juli. Bull. et mém. de la soc. de chir. **27**. 40. — Le Lorier, Inondation péritoneale par rupture spontanée de la rate chez une femme enceinte d'environ cinq mois et demi. Laparotomie. Mort. Compt. rend. de la soc. d'obst. de Paris 1905. — Lotuh, Die subkutane Milzzerreißung und ihre Behandlung. **1908**. — Lukis, Rupture of the spleen, removal, recovery. Lancet 19. 6. 1909. — Mac Cormac, Über den Bauchschnitt bei der Behandlung intraperitonealer Verletzungen. Samml. klin. Vortr. Nr. **316**. (Chir. Nr. 99). — Mac Burney, Milzruptur, Heilung. Hildebrandts Jahresber. **1900**. — Madlener, Über Milzexstirpation nach subkutaner traumatischer Ruptur. Münch. med. Wochenschr. **1899**. 24. Okt. — Mainzer, Annalen des städt. allg. Krankenhauses zu München. **1895**. 254. — Mauclaire, Rupture de la rate par coup de pied de cheval. Splénectomie. Guérison. Bull. et mém. de la soc. de chir. **1901**. Nr. 24. — Mauclaire, Contusion thoraco-abdominale, rupture de la rate. Splénectomie pendant 24 heures. Guérison. Bull. et mém. de la soc. anat. **1901**. Nr. 4. — Mayer, Beitrag zur Chirurgie der Milz. Diss. Greifswald 1899. — Mayer, Die Wunden der Milz. **1878**. — Mayo, W. J., Zur Chirurgie der Milz. Surgery. Gynécol. and Obstet. Chicago **1913** Nr. 2. — Mayo, Principles underlying surgery of the spleen. Journ. amer. med. assoc. Jan. **1910**. — Michelsson, Die Ergebnisse der modernen Milzchirurgie. Ergebn. d. Chir. u. Orthop. VI. — Milward, A case of traumatic rupture of the spleen in a child aged 18 months. Laparotomy, recovery. Birmingham med. Rev. **1909**. — Mixter, Cases of laceration of the spleen and of the kidney followed by recovery after removal of the injured organ. Ann. of surgery **1901** Juni. — Morestin, Plaia de la rate par coup de feu. Splénectomie. Mort. Bull. de la soc. anat. de Paris **1898**. Nr. 15. — Morison, A case of excision of the spleen for injury, recovery. The Lancet **1899**. 7. 14. Jan. — Moses, Excision of the spleen for injury. The Lancet **1900**. 27. 1. — Mühsam, Milzruptur, Milzexstirpation, Heilung. Deutsche med. Wochenschr. **1910**. Nr. 17. — Murphy, Notes of a case of successfull splenectomy. Brit. med. Journ. **1894**. Nr. 3. — Nast-Kolb, Zur Kenntnis der Spätblutungen bei traumatischer Zerreißung der normalen Milz. Bruns Beitr. **87**. — Otto, Drei Fälle von Milzexstirpation. Wien. klin. Wochenschr. **1910**. Nr. 2. — Palmer, Malaria with rupture of the spleen at the and of the first week. Lancet **1892**. — Papaivannou, Über Splenektomie nach Milzruptur und Malariafieber. Beitr. z. klin. Chir. **66**. — Partenheimer, Über Schußverletzungen der Milz. Dissert. Straßburg. **1899**. — Pellereau, Considérations médico-légales sur les ruptures de la rate. Ann. d'hyg. publ. **1882**. — Perez, Contributo alla splenectomia. Policlinico 1907. — Perthes, Über traumatische Ruptur der Milz und des Darmes. Med. Ges. zu Leipzig. Sitzung vom 25. 7. 1899. Münch. med. Wochenschrift **1899**. 1519. — Petersen, Milzruptur bei Rekurrens. St. Petersburg. med. Wochenschr. **1882**. — Peyrot, Schußverletzung. Tod. Bull. de. la soc de chir. de Paris. **21**. 721. 1895. — Pitts and Ballance, Milzruptur. Clinical Soc. of London. Sitzung vom 14.

Februar 1896. The Lancet 1896. **1**. 484. Münch. med. Wochenschr. **1896**. 215. — Plai-fayr, On rupture of the spleen. Ebinb. med. Journ. **1857**. — Planson, Etude sur les contusions et ruptures traumatiques de la rate Paris **1909**. — Plücker, Vorstellung eines Falles von Milzruptur. Allg. ärztl. Verein zu Köln. Sitzung vom 25. Juni 1900. Münch. med. Wochenschr. **1900**. — Plücker, Milzexstirpation wegen Ruptur. Allgem. ärztl. Verein zu Köln. Sitzung vom 13. Juli 1896. Deutsche med. Wochenschr. **1897**. V. B. 154. — Pohl, Ein seltener Fall von Zerreißung des Milzstiels. Deutsche Zeitschr. f. Chir. **104**. — Racoviceanu, Pitesti, 17 Milzoperationen. Revista de Chirurg. **1901**. Nr. 11. — Rait, Note on a case of rupture of a normal spleen. Lancet July 19. **1913**. — Rendle, Traumatic rupture of the spleen. British med. Journ. **1909**. — Renton, Notes on a case of splenectomy for injury. Lancet 10. 6. 1909. — Richelot, Splénectomie pour rupture de la rate. Bull. et mém. de la soc. de chir. 1901. 4. Dez. — Riegner, Exstirpation der traumatisch zerrissenen Milz. Schlesische Ges. f. vaterländ. Kultur in Breslau. Sitzung vom 7. 12. 1900. Deutsche med. Wochenschr. **1901**. V. B. 24. Allgem. med. Zentralztg. **3**. 1901. Berl. klin. Wochenschr. **1893**. Nr. 8. — Riese, Beitr. z. Milzchirurgie. Deutsche med. Wochenschr. 1908. 20. 2. — Roeser, Ein Beitrag zur Chirurgie der Milz und Leber-verletzungen. Beitr. z. klin. Chir. **32**. 16. 228. 1902. — Rohrbach, Über subkutane trau-matische Milzrupturen. I.-D. Berlin **1909**. — Roughton and Legg, Two cases of ex-cision of ruptured spleen. Lancet. — Savor, Fall von Milzexstirpation während der Schwangerschaft wegen traumatischer Ruptur. Zentralbl. f. Gynäk. **1898**. Nr. 48. — Schäfer, Die offenen Milzwunden und die transpleurale Laparotomie. Beitr. z. klin. Chir. **36**. H. 3. 1902. — Schalita, Über Milzexstirpation. Langenbecks Archiv. **49**. 629. 1895. — Scheller, Über einen Fall von Splenektomie wegen subkutaner traumatischer Ruptur der Milz. Diss. Freiburg **1901**. — Scheult, Rupture of spleen: Splenectomy: Recovery. Lancet 13. 9. 1913. — Schönborn, Chirurgische Behandlung der Erkran-kungen der Milz. Handb. d. Therap. inn. Krankheit. von Penzoldt-Stintzing. 2. Aufl. Jena 1898. G. Fischer. — Schönwerth, Über subkutane Milzruptur. Deutsche med. Wochenschr. 1902. Nr. 25. — Schrira, Schamoschin, Über die subkutanen Milzrupturen. Diss. Berlin. 1902. — Schterschbakow, Zur Kasuistik der spontanen Milzruptur. (Rus-sisch.) Ref. in Ärztl. Sachverständigenztg. **1908**. S. 183. — Schulze, Zur Kasuistik pene-trierender Bauchschußwunden. Diss. Greifswalfd **1895**. — Schulze, Beitrag zur Splen-ektomie bei der traumatischen Milzruptur und zur Frage der dadurch bedingten Blut-veränderungen. Beitr. z. klin. Chir. **76**. — Schwing, Ruptur der Milz nach Entbindung. Gyn. Zentralbl. **1880**. — Shelden, The tratement of hemorrhage of the spleen. Journ. of med. sciences. April 1910. — Simpson, On morbid conditions and injuries of the spleen in the pregnant and parturientstates. Edinburg. med. Journ. **1866**. — Skewit, Spontaneous rupture of the spleen. Brit. med. Journ. **1788**. — Snegirjeff, Ein Fall von partieller Resektion der Milz unter Anwendung des Wasserdampfes als Blutstillungs-mittel. Langenbecks Arch. f. klin. Chir. **65**. 547. 1902. — Söderbaum, Ein Fall von Milzexstirpation. Upsala läkarefören. förhandl. N. F. **3**. H. 7. 504. — Sodo, Schußver-letzung. Heilung. Riforma med. **1896**. — Spanton, On splenectomy with notes of three cases. British med. Journ. **1895**. 2. Nov. — Steinbrück, Demonstration eines 17 jährigen Mädchens, bei dem vor einigen Wochen ein großer Milztumor entfernt worden ist. Wissen-schaftl. Verein der Ärzte zu Stettin. Sitzung vom 12. 6. 1900. Berl. klin. Wochenschr. **1900**. 896. — Stendel, Ein zweifelhafter Fall von spontaner Milzruptur. Münch. med. Wochenschr. **1895**. — Stone, Rupture of the spleen due to musculair action. Brit. med. Journ. **2**. 468. 1878. — Streda, Spontane Milzruptur der Amyloidise der Milz. Prag. med. Wochenschr. **1910**. — Strange und Ware, A case of rupture of spleen; Splenectomy; death. Brit. med. Journ. **1**. 1088. 1897. — Strauß, Zur Kasuistik posttraumatischer isolierter Spätrupturen der Milz. Med. Klinik **1912**. 904. — Strycharski, Drei Fälle von Milzexstirpation. Wien. med. Wochenschr. **1903**. Nr. 5. — Subbotic, Splenectomien. Srpski arhiv za celocupnk lekarstvo 1898. Nr. 6 u. 7. — Subbotic, Beiträge zur Pathologie und chirurgischen Therapie einiger Erkrankungen der Milz. Deutsche Zeitschr. f. Chir. **54**. 487. 1900. — Tedenat, 14. französ. Chirurgenkongreß zu Paris **1901**. — Terrier, Schußverletzung. Le Progrès méd. **1898**. — Trendelenburg, Über Milzexstirpation wegen Zerreißung der Milz durch stumpfe Gewalt und über die Laparotomie bei schweren Bauchkontusionen. Deutsch. med. Wochenschr. **1899**. 653. 673. — Tricomi, Splenektomie. Durantes Festschrift. Zentralbl. f. Chir. **1899**. 62. — Tschernjachowski, Zur Kasu-istik der Splenektomie. Ann. d. russ. Chir. **1899**. H. 1. — D'Urso, Studio clinico e speri-mentale dello infarcto splenico nella rotazione della milza. Due splenectomie da guari-gione. R. academ. medico-chir. di Napoli 1895. 23. Juni. Policlinico **1896**. Nr. 1 u. 2. — Vaccari, Le rotture sottocutane traumatiche della milza. Suppl. degli annali di medicina navale e colon. Ann. 15. **2**. — Vanverts, De la splénectomie. Thèse de Paris **1897**. — Vanverts, De la splenectomie. Gaz. des hôp. **1898**. Nr. 27. — Vernon, Rupture trau-matique de la rate pour coup de pied de cheval. Splénectomie, mort 10 jours après l'opé-ration. Arch. de méd. et de pharm. milit. **1901** Juli. Bull. et mém. de la soc. de chir.

1901. Nr. 24. — Vincent, Réflexions sur le pronostic et le traitement des ruptures de la rate à propos d'un cas suivi de guérison chez un paludique. Rev. d. chir. **1893.** — Vorwerk, Subkutane Zerreißungen der gesunden und kranken Milz. Deutsch. Zeitschr. f. Chir. **3.** — Vulpius, Beiträge zur Chirurgie und Physiologie der Milz. Beitr. z. klin. Chir. **11.** 633. 1894. — Walter, Splenektomie. Tod. Verhandl. d. Ges. d. Ärzte in Göteborg. Hygiea **1897.** 203. — Warren, The Surgery of the spleen. Ann. of Surg. **1901.** Mai. — Wert and Dudding, Spontaneous rupture of the spleen in typhoid fever. Lancet **1906.** — Wigodsky, Über Milzverletzungen. I.-D. Berlin **1912.** — Wilson, The pathology of splenomegaly: A study of the operative and autopsy material from the Mayo clinic. Surg. Gynec. and Obstet. **16.** Nr. 3. 240—251. 1913; with 10 figures. — Wilms, Demonstration. Exstirpation der Milz wegen Milzruptur. Heilung. Med. Ges. zu Leipzig. Sitzung vom 28. Jan. 1902. Münch. med. Wochenschr. **1902.** 503. — Wolff, Beitrag zur Milzexstirpation. Münch. med. Wochenschr. **1912.** Nr. 35. — Wolf, Milzruptur bei einem Arbeiter in einer Anilinfabrik. Virchows Arch. **41.** — Wright, Two cases of traumatic rupture of the spleen. British med. Journ. **1908.**

Milznekrose.

Christomanos, Ein Fall von vollständiger Milznekrose. Zieglers Beitr. **24.** — Weber, Necrosis of the spleen from thrombosis of the splenic artery. Med. Presse **1909.** 3635. — Omi, Über traumatische Milznekrose. Beitr. z. klin. Chir. **51.**

Milztumor bei Rachitis.

Kramer, Das Verhalten der Bauchorgane, speziell der Milz bei Rachitis. Inaug.-Diss. Kiel **1896.** — Kuttner, Über das Vorkommen von Milztumoren bei Kindern, besonders bei rachitischen. Berl. klin. Wochenschr. **1892.** Nr. 45. — v. Stazck, Über die Bedeutung des Milztumors bei Rachitis. Deutsch. Arch. f. klin. Med. **57.** — Steffen, Über Größe von Leber und Milz. Jahrb. f. Kind. **5.**

Splenomegalie Gaucher.

Babes, V., Aurel et Babes, A., Un cas de maladie de Gaucher avec grandes cellules éosinophiles. Réun. biol. d. Bucarest. C. v. d. l. d. biol. 19. 12. 13. — Banti, Splenomegalie und Lebercirrhose. Zieglers Beitr. **24.** — Borissawa, Beitr. zur Kenntnis der Bantischen Krankheit und Splenomegalie. Virchows Arch. **172.** — Bovaird, Primary Splenomegaly. Amer. Journ. of med. sciences **1900.** — Brill, Primary Splenomegaly with a report of three cases occurring in one family. Amer. Journ. of med. sciences. April **1901** und Proc. New York path. soc. **1904.** — Brill, Mandlebaum und Libmann, Primary Splenomegaly (Gaucher type). Amer. Journ. of med. sciences. **1905** und **1909.** — Brill und Mandlebaum, Large cell splenomegaly (Gauchers disease): A clinical and apthological study. Amer. Journ. of med. sciences **1913.** — Bruhl, Splénomégalie-primitive. Gaz. des hop. 1892. — Bychowski, Zur Kasuistik der heredofamiliären Splenomegalie. Wien. klin. Wochenschr. **1911.** Nr. 44. — Collier, Enlarged spleen in a child aged six. Trans. path. von London. **46.** 1895. — Erdmann and Moorhead, Splenectomy for splenomegaly (Gaucher type). Amer. Journ. of med. sciences **1914.** — Downes, Primary Splenomegaly of the Gaucher type. Med. Record **83.** Nr. 15. 1913. — Feiertag, Zur chronischen familiären Splenomegalie „Typ Gaucher". Petersb. med. Wochenschr. **1913.** — Gaucher, Splénomégalie primitive. Thèse de Paris 1882. — Gaucher, Splénomegalie primitive. Bull. et mém. de la soc. méd. d'hôp. de Paris 1892. 632. — Gaucher, De l'hypertrophie de la rate sans leucémie. La France médicale 1892. — van Henkelom und Josellie de Jong: Über familiäre Megalosplenie (Type Gaucher). Weekblad **1910.** Marchand, Zur Kenntnis der sog. Bantischen Krankheit. Münch. med. Wochenschr. **1903.** — Niemann, Ein unbekanntes Krankheitsbild. Jahrb. f. Kinderheilk. **1914.** — Osler, On splenic anemia. Americ. Journ. of med. sciences. **1900.** Picou, Hypertrophie de la rate (Epithélioma primitif de la rate de Gaucher). Bull. de la soc. anat. de Paris **1895.** Nr. 13. 531. — Picou und Ramond, Splénomégalie primitive, épithélioma primitif de la rate. Arch. de méd. expér. 7. 168. 1896. — Rettig, Über Splenomegalie Typ Gaucher. Berl. klin. Wochenschr. **1909.** Nr. 46. — Risel, Über die großzellige Splenomegalie (Typus Gaucher) und über das endotheliale Sarkom der Milz. Zieglers Beitr. **46.** — Schlagenhaufer, Über meist familiär vorkommende histologisch-charakteristische Splenomegalien (Typus Gaucher). Virchows Arch. **187.** — Supcegno, Contributo allo stadio delle malattie sistematiche dell' apparato emopoietico. La splenomagalia tipo Gaucher. Arch. per le scienc. med. **1913.** — Wilson, Surg. Gyn. and Obstetr. 1913.

Die infektiösen Milztumoren.

Allgemeines.

Bardach, Recherches sur le rôle de la rate dans les maladies infectieuses (Annai. de l'institut Pasteur 1889). — Billroth, Zur normalen und pathologischen Anatomie der Milz. Virchows Arch. 23. — Birch-Hirschfeld, Der akute Milztumor. Arch. f. Heilk. 1872. — Ehrlich, Zur Kenntnis des akuten Milztumors. Charité-Annalen 9. — Friedreich, Der akute Milztumor und seine Beziehungen zu den akuten Infektionen. Volkmanns Sammlung 1874. — Gerhardt, Über den Milztumor bei Lungenentzündung. Charitéann. 13. — Grohe, Die Entstehung des Milztumors. Deutsch. Arch. f. klin. Med. 76. — Heß, Über Vermehrung und Vorkommen der großen Zellen der akut hyperplastischen Milz. Zieglers Beitr. 8. — Jawein, Über die Ursache des akuten Milztumors bei Vergiftungen und akuten Infektionskrankheiten. Virchows Arch. 161. — Lancéreaux, Über Gangrän der Milz. Gaz. méd. 1863. — Martinotti und Barbacci, Über den akuten Milztumor bei Infektionskrankheiten. Zentralbl. f. allgem. Pathol. 1890. — Müller, Beitr. zur Kenntnis der Histologie der akuten Milzschwellung. I.-D. Freiburg 1890. — Sitzen, Bijdrage tot de Kennis van de vol der milt by acute infecties. Weekblad. 25. 11. 15. — Sokoloff, Pathologie der akuten Milzschwellung. Virchows Arch. 66. — Waschkewitsch, Über großzellige Herde in den Milzfollikeln bei Diphtherie und anderen Infektionen. Virchows Arch. 159.

Typhusmilz.

Arapow, Zur Frage von der Eiterung bei Abdominaltyphus etc. Russki-Wratsch 1. 677. — Bandel, Ein Fall von Milzruptur infolge Abszeßbildung bei Abdominaltyphus. Deutsch. Arch. f. klin. Med. 84. — Caton-Smith, Subdiaphragmatic abscess complicating typhoid. Brit. med. Journ. 1900. — Doebbelin, Fall von sequestrierendem Milzabszeß. Deutsche med. Wochenschr. 1907. Nr. 33. — Esau, Ein Fall von Milzabszeß nach Typhus abdominalis. J. D. Greifswald 1903 und Deutsche med. Wochenschr. 1905. — Federmann, Über einen Fall von operativ gehaltenem Milzabszeß nach Typhus abdominalis. Deutsch. med. Wochenschr. 1905. Nr. 15. — Fränkel, Zur Lehre von der Ätiologie und den Komplikationen des Typhus abdominalis (Milzabszeß). Jahrbuch der Hamburger Krankenanstalten 1891. — Mc Garraham, Splenic Abscess following typhoid fever. Alb. med. Ann. 23. — Harrington, Abcess of the spleen in enteric fewer. Lancet 1905. Nr. 11. — Iversen und Stülern, Zur Ätiologie und Klinik der subphrenischen Abszesse (Milzabszesse) bei Abdominaltyphus. Bollitschzaja Gazetta Botkina 1900. Nr. 19. Ref. in Hildebrandts Jahresbericht 1901. — Kirchmayr, Zur Pathologie und Therapie des Milzabszesses. Deutsche Zeitschr. f. Chir. 83. — Küttner, Über den sequestrierenden Milzabszeß. Deutsche Ges. f. Chir. 1907. — Lauenstein, Über einen Fall von operativ geheiltem Milzabszeß. Deutsche med. Wochenschr. 1887. — Melchior, B., Über den Milzabszeß bei Typhus abdominalis und seine chirurgische Behandlung. Berl. Klinik. Sept. 1909. — Neugebauer, Milzabszeß nach Epityphlitis. Berl. klin. Wochenschr. 1909. — Nobiling, Geborstener Milzabszeß bei Typhus mit tödlicher Peritonitis. Bayr. ärztl. Intelligenzbl. 1869. — Petrov, Ein Fall von Milzabszeß bei Abdominaltyphus. Bollitschnaja Gazeta Botina 1901. Nr. 9; ref. in Hildebrandts Jahresbericht 1902. — Propping, Zur Diagnose des typhösen Milzabszesses. Münch. med. Wochenschr. 1911. Nr. 25.

Spontanruptur der Typhusmilz.

Aaser, Milzruptur véd. tyfoidfeber. Tidskr. f. d. Norske Laegefor. Christiania 1898. — Affanassjeff, Ruptur der Typhusmilz. Med. Obozr. Moskau 1888. — Brewer, Rupture of the spleen. Ann. of Surg. 1902. — Bryan, Spontaneous rupture of spleen in course of typhoid fever. Ann. of Surg. Nov. 1909. — Chrostowski, Über Milzrupturen im allgemeinen und über zwei solche Fälle bei Abdominaltyphus. Hoyers Denkschrift. Warschau 1885. Craig, Rupture of the spleen, report of two cases. Med. news. 23. April 1904. — Delafield, Cause of spontaneous rupture of the spleen in the course of typhoid fever. New York 1875. — Erichsen, Zwei Fälle von innerer Blutung. St. Petersburger med. Zeitschr. 1861. — Heimann, Der Typhus im Moskauer Militärspital im Jahre 1840/41. Hufelands Journ. der prakt. Heilk. 1843. — Kammerer, Haemorrhage from the spleen in typhoid fever. Ann. of surg. 1903. — Melchior, Die Spontanrupturen der Milz im Verlauf und Gefolge des Typhus abdominalis. Zentralbl. f. d. Grenzgeb. d. Med. u. Chir. 14. — Nückel, Ruptur der vergrößerten und erweichten Milz. Med. Zeitung des Vereins f. Heilk. in Preußen 1839. Nr. 19. — Petersen, Über Milzruptur bei Febris recurrens. St. Petersburg. med. Wochenschr. 1882. — Santi, Un caso di rottura della milza in seguito a tifo addominale. Gaz. d. osped. Milano 1890. — Wittmann, Abdominaltyphus mit

Milzruptur. Jahrbuch für Kinderheilk. 1876. — West und Dünning, A case of enteric fever with spontancous rupture of the spleen. Journ. of the royal army med. corps London **1906.**

Milzabszeß.

Bessel-Hagen, Ein Beitrag zur Milzchirurgie. Arch. f. klin. Chir. **62.** — Black, Abscess of the spleen cured by incision and drainage. Brit. med. Journ. **2.** 1116. 1896. — Collier, Abscess of the spleen. Lancet 1895. 1297. — Cromwell, Traumatic suppurative splenitis. Med. News 1898. 375. — Brentano, Milzabszeß. Zentralbl. f. Chir. **1907.** Nr. 23. — Döbbelin, Sequestrierender Milzabszeß. Zentralbl. f. Chir. **1907.** Nr. 26. — Göbele, Milzabszeß. Münch. med. Wochenschr. **1910.** p. 555. — Küttner, Über sequestrierende Milzabszesse. Beiträge zur klin. Chir. **54.** — Kirchmayer, Zur Pathologie und Therapie des Milzabszesses. Deutsch. Zeitschr. f. Chir. **83.** — Lauenstein, Über einen Fall von operativ geheiltem Milzabszeß. Deutsch. med. Wochenschr. 1887. 1298. — Neugebauer, Milzabszeß nach Epityphilitis. Berl. klin. Wochenschr. **1909.** Nr. 3. — Nolen, En geval vonMilzabscess, Incisie, Geneezing. Weekblad **1894.** — Pans, Milzabszeß. Deutsch. Zeitschr. f. Chir. **133.** — Scheller, Ein Fall von Milzabszeß auf traumatischer Basis. Deutsche militär-ärztl. Zeitschr. **1896.** H. 11. — Sendler, Ein operativ geheilter Milzabszeß. Deutsch. Zeitschr. f. Chir. **36.**

Malaria.

Ajevoli, Splenectomia da enorme tumore malarico. La Riforma med. **1895.** Nr. 9. — Andersen, Splenic abscess in malarial fever. Ind. med. Gaz. Juni. **190.** — Angerer. Exstirpation einer hypertrophischen Wandermilz. Münch. med. Wochenschr. **1894.** Nr. 28. — Antonelli, Contributo clinico statistico della cura della splenomegalia malarica. Gazz. med. ital. 1902. — Bardescu: Splenektomie wegen malarischer Hypertrophie. Entfernte Folgen. Revista di Chirurg. **1901.** Nr. 5. — Bargellini, Splenectomia per milza ipertrofica malaria ptotica. Policlinico **1907.** — Barteva, Indicazione della splenectomia nei tumori della milza da malaria. Policlinico **1908.** — Bragagnolo, L'infezione malarica della milza ed alla splenectomia. · Rivista veneta di scienze med. 28. 2. 1899. — Cartulari, Splenektomie bei ektopischer stark vergrößerter Malariamilz. Gazz. degli osped. **1913.** — Catellani, Sopra una splenectomia per milza mobile malarica. Considerazioni sulla splenectomia e splenopessia. Gazz. degli ospedali 1897. 17. Jan. — Chauffard, Le syndrôme spléno-hépatique dans le paludisme aigu. Sem. méd. 1909. 25. — Collin, Des ruptures spontanées de la rate dans les affections paludéennes. Mém. d. méd. de chir. et pharm. milit. **1855.** — Darwin, Rupture of the spleen in fever. Ind. med. Gaz. **1890.** — Demarchi, L'azione dei raggi roentgen nella infezione malarica. Policlinico Juni **1908.** — Faichnie and Bond, Long-continued fever with marked enlargement of the spleen cured by the use of Senega. Journ. of the R. A. M. C. Sept. **1910.** — Ferrier, De la rate paludéenne. Arch. méd. exp. **9.** Février, Chirurgie de la splénomegalie paludique. Méd. mod. 1901. Nr. 1. Nr. 43. — Finkelstein, Ein Fall von Splenektomie mit Talmascher Operation wegen malarischer Ascites. Russki Wratsch **1903.** Nr. 23. — Fontoyon, Rupture traumatique d'une rate palustre. Soc. de chir. 1905. — Furgeniele, Splenectomia e splenomegalia malarica. Napoli 1901. — Gagliardi, Splenectomia per enorme tumore di milza da infezione malarica. Riforma med. 584. 1895. — Glogner, Über Milzruptur in den Tropen. Arch. f. Tropenhyg. **1906.** Nr. 1. — Guedea y Calvo, Milzexstirpation bei Malaria. El Siglo medico. **1901.** Oktober. — Holt, Über die Ruptur einer Malariamilz bei einem europäischen Knaben und ihre Exstirpation mit günstigem Ausgang. Arch. f. Tropenhyg. Aug. **1909.** — Jonnesco, Über Splenektomie. Arch. f. klin. Chir. **55.** — Kirkowic, Zur Diagnose der malarischen Splenomegalie. Wien. klin. Wochenschr. 1909. Nr. 3. — Kopylow, Splenektomie bei Malariamilz. Arch. f. klin. Chir. **101.** 707. — Kortulis, Über die sog. Bantische Krankheit in Ägypten und ihre Ätiologie. Zentralbl. f. Bakt. **64.** — Laccetti, Splenectomia per milza malarica. Giorn. internaz. delle science med. 1898. Fasc. Gazz. degli ospedali e delle clin. 1898. Nr. 13. — Laveran, Comment prend-on le paludisme. Rev. d'hyg. 18, 1897. — Lesne et Loederich, Cirrhose hypertrophique de la rate et cirrhose porte du foie d'origine paludéenne. Soc. méd. hôp. de Paris. 9. Dec. **1904.** — Lloyd Noland, Spontaneous rupture of the malarial spleen. Ann. of Surg. **57.** Nr. 1. 1913. — Mariotti-Bianchi, Il tessuto elastico nella milza dei malarici. Bull. R. Acc. di Roma 7—8. — Melis Su un caso di splenomegalia malarica trattata coi raggi röntgen. Congresso ital. med. int. Oct. **1908.** — Michailowsky, Neun Fälle von Splenektomie wegen Hypertrophia lienis, auch genannt Hypertrophie simple malarienne. Medicinski sbornik. 1898. Nr. 1, 2. — Michailowsky, Splenectomia Splenomegalia malarica. Meditzinski Napradak **1900.** Nr. 9. — Michailowsky, La splénectomie dans la splénomegalie malarique. 13. Internat. med. Kongreß zu Paris 1900. Rev. de chir. 1900. Nr. 9. — Nannotti, Secondo contributo allo studio delle indicazioni

72   Literatur.

della splenectomia nella splenomegalia malarica.   Osservazioni sopra nove splenectomie.
La clinica chir. **1900.** Nr. 9 u. 10. — Nannotti, Beitrag zum Studium der Indikationen
der Milzexstirpation bei Malaria. Policlinico 1. Juni **1897.** — Nikiforoff, Die pathologisch-
anatomischen Veränderungen der Milz bei Recurrens. Zieglers Beitr. **12.** — Nocht,
Die Therapie der Malaria. Deutsch. med. Wochenschr. **1909.** Nr. 12. — Noland, Lloyd
and Fred Watson, Spontaneous rupture of the malarial spleen. Annals of surgery. **57.** —
Olgiati, Des indications de la splénectomie dans l'hypertrophie malarique de la rate. Thèse
de Paris 1896. — Papaiocaccon, Über Splenektomie nach Milzruptur und Malariafieber. Beitr. z. klin. Chir. **71.** 1910. — Panora, Della splenectomia nella milza malarica
più specialmente dell'efficacia delle injezioni ipodermiche jodo-jodurate nella cura della
stessa. Policlinico **62.** 19. 1898. — Pollitzer, Röntgenbehandlung einer chininresistenten
Malariamilz. Ges. f. inn. Med. Wien. 11. 12. 13. Berl. klin. Wochenschr. **1913.** Nr. 14. —
Ponfick, Anatomische Studien über den Typhus recurrens. Virchows Arch. **80.** —
Postempski, Estirpazione di milza malarica. Bull. della R. acad. med. di Roma. **15.** 66.
— Potherat, Impaludisme. Splénectomie. Bull. et mém. de la soc. de chir. **1901.** Nr. 28.
— Pozzi, Ectopie de la rate avec élongation excessive ou torsion ancienne du pédicule
à la suite d'une mègalosplénie. Soc. d. chir. **29.** — Remedi, Contribution à la théra-
peutique de la splénomégalie paludique. Sem. méd. 20. II. **1907.** — Ricciardi, La
roentgenterapia nella malaria chron. Giorn. int. scienc. med. **1907.** Nr. 18. — Sadoveanu,
Einfache (paludische) Hypertrophie der Milz. Progresul med. roman. **23.** 44, 1. 1901. —
Savadini, 13 Splenektomien und 5 Exosplenopexien wegen Malariamilz. Arch. f. klin.
Chir. **92.** — Schwarz, R., Considerazioni sopra dieci splenectomie per splenomegalia
malarica associata ad ectopia. Gazz. degli ospedali e delle clin. **1902.** Nr. 96. —
Solieri, Über Operation an der Malariamilz. Arch. f. klin. Chir. **92.** — Stern, Con-
tributioni la studiul splenectomiei in hipertrofie malarice. Diss. Bukarest 1897. —
Vignard, Rate paludéenne en ectopie pélvienne; splénectomie. Rev. d. chir. **1909.** Nr. 2.
Wdjurminski, Zur Kasuistik der traumatischen Verletzungen der Malariamilz. Wratsch
Gazz. **1907.** — Wilson, F. E., Note on three cases of splenic abscess occuring in so
called „Malaria cachexia". Lancet. 26. April **1913.** — Yahoub, Une rate malarique de
5,5 kg. Gaz. méd. d'Orient. Sept. **1909.**

Kala-Azar.

Archibald, An interesting case of Kala-azar. Journ. of the R. A. M. C. May **1913.**
— Bach und Zarfl, Über den bulturellen Befund bei dem in Wien beobachteten Fall
von Kala-Azar. Deutsch. Arch. f. klin. Med. **96.** — Babington, Notes on a case of a
disease prevalent in Malta and known there as splenic leucocythaemia. Journ. of the R.
A. M. C. Sept. **1909.** — Cannata, Terza serie di richerche ematologiche nell' anemia
da Leishmania. La Pediatria. **1911.** Nr. 7. — Cristina und Cannata, Über die morpho-
logischen und kulturellen Eigenschaften des Parasiten der infantilen Milzanämie. Zentralbl.
f. Bakt. Abt. 1. **55.** — Christomonas, Über den therapeutischen Wert des Salvarsans
bei Kala-Azar. Deutsch. med. Wochenschr. **1911.** Nr. 37. — Christomonas, Kala-Azar-
Fälle in Griechenland. Deutsch. med. Wochenschr. **1911.** Nr. 14. — Donoran, On the
possibility of the occurence of trypanosomiasis in Jandia. Brit. med. Journ. 11. Juli **1903.**
— Franchini, G., Infezione sperimentale nelle cavie da Leishmania Donovani. Malaria
e malattie dei paesi caldi **1911.** Nr. 4. — Fülleborn, Über Kala-Azar oder tropische
Splenomegalie. Arch. f. Schiffs- u. Tropenhygiene **10.** — Jemma, Leishmansche
Anämie. Monatsschr. f. Kinderheilk. **1912.** — Jemma, Sull' anemia splenica infantile da
parasiti di Leishman. La Rif. med. **1910.** Nr. 12—13. — Leishman, On the possibility
of the occurence of trypanosomiasis in India. Brit. med. Journ. 30. Mai **1903.** —
Marchand, Zur Kenntnis der sog. Bantischen Krankheit und der Anaemia splenica.
Münch. med. Wochenschr. **1903.** Nr. 11. — Marchand und Ledigham, Über Infektion
mit Leishmanschen Körperchen und ihr Verhältnis zur Trypanosomenkrankheit. Arch.
f. Hyg. **47.** — Maslow, Ein Fall der tropischen Splenomegalie. Wratsch. Gazeta **1913.**
Nr. 37. 1238. — Pacchionie-Menubuoni, Su due casi di Leishmaniosi. Accad. med.
phisic. Florentina 22. 6. 1911. — Pianese, Caratteri clinici e reperti ematologici ed
istopatologici onde si differenzia l'anemia infantum a Leishmania (Pianese) dall' anemia
infantum pseudoleucemia. Atti dell Accad. med. chir. di Napoli **1909.** Nr. 1. — Rogers,
A peculiar intralobular cirrhosis of the liver produced by the Protozoal parasite of Kala-
azar. Annals of tropical Med. **1908.** — Sluka und Zarfl, Ein Fall von Kala-Azar aus
Taschkent. Deutsch. Arch. f. klin. Med. **96.** — Vortisch-von Vloten, Chinesische
Splenomegalie. Arch. f. Schiffs- u. Trop.-Hyg. **17.** H. 7. 1913.

Milztuberkulose.

Achard und Castaigne, Tuberculose primitive de la rate. Soc. méd. des hôp.
de Paris 9. 6. 1899. Sem. méd. Nr. **25.** 198. — Albrecht, Isolierte primäre Milztuber-

kulose. Splenoktomie. Gesellsch. f. inn. Med. Wien. Wiener klin. Wochenschr. 1908. Nr. 52. — Auché, Tuberculose primitive de la rate. Journ. de méd. de Bordeaux 1901. Nr. 22. 381. — Bayer, Über die primäre Tuberkulose der Milz. 13. — Bender, La tuberculose de la rate. Gazette des hôp. 1900. Nr. 38. 375 u. Nr. 41. 407. — Biggs, Splenic tuberculosis of unusual type. Proc. of the New York pathol. Soc. 1901. 288. Med. record 16. 2. 1901. — Bloch, Constitution à l'étude anatomo-clinique de la tuberculose primitive de la rate. Thèse d. Paris 1907. — Bloch, Thèse de Paris 1907. — Bruns, Über primäre Tuberkulose der Milz und der Leber. Inaug.-Dissert. München 1906. — Burke, Splenectomy in a case of tuberculosis of the spleen. Dublin. Journ. of med. science 87. 540. 1889. — Ciaccio, Primäre tuberkulöse Splenomegalie. Deutsch. Zentralbl. f. Chir. 1909. — Coley, Tubercles in the spleen transact. of the pathol. soc. of London. 1. 276. 1846. — Collet et Gallaverdin, Tuberculose massive primitive de la rate. Arch. de méd. expérim. 1901. Nr. 2. 191. — Collier, Transact. of the pathol. soc. of London 1895. 149. — Cominotti, Hyperglobulie und Splenomegalie. Wien. klin. Wochenschr. 1900. Nr. 39. 81. — Douglas and Eisenberg, Tuberculosis of the splenoseptic infarction, polycythaemia, splenectomy. Amer. journ. of med. sciences. April 1914. — Ferrand et Rathery, Tuberculose primitive de l'endocarde et de la rate. Soc. méd. des hôp. de Paris. 13. 2. 1903. Soc. méd. 1903. Nr. 7. 58. — Fevrier, Les splénomegalies idiopathiques et la tuberculose de la rate envisagées au point de vue chirurgical. Gaz. hebdom. 1901. Nr. 84. — Fischer, Ein Beitrag zur Kenntnis der isolierten Milztuberkulose. Wien. med. Wochenschr. 1909. Nr. 43. — Franke, Über die primäre Tuberkulose der Milz. Deutsch. med. Wochenschr. 1906. Nr. 41. — Gabourd, Splénomegalie tuberculeuse, splenectomie. Lyon méd. 1906. Nr. 38. — Grillo, Sopra un caso di splenomegalia tubercolare. Gaz. med. di Tor. 1901. Nr. 37. — Guillani, Splénomégalie tuberculeuse primitive avec hyperglobulie. Thèse de Paris 1899. — Hayden, A case of tuberculosis of spleen with surgical treatment. Journ. of the amer. med. assoc. 1898. April. — Jeanselme et P. E. Weil, Cirrhose hypertrophique tuberculeuse de la rate. Soc. méd. des hôp. Paris 21. 10. 1904. — Lannelongue, Die Tuberkulose der Milz. Zentralbl. f. d. Grenzgeb. d. Med. u. Chir. 1904. Nr. 3. 98. — Laspeyres, Die Tuberkulose der Milz. Zentralbl. f. d. Grenzgeb. d. Med. u. Chir. 1904. Nr. 3. — Lefas, La tuberculose primitive de la rate, contribution à l'étude de l'hyperglobulie. Thèse de Paris 1903. Rev. franç. de méd. et de chir. 1904. Nr. 5. 107. — Litten, Die Krankheiten der Milz. Nothnagels spezielle Pathologie und Therapie. 8. 1898. — Lorrain, Grosse rate tuberculeuse. Bull. de la soc. anat. 13. 2. 1903. 150. — Lorey, Über die Milztuberkulose. Beitr. z. Klinik d. Tub. 24. — Kümmell, Isolierte Milztuberkulose. Münch. med. Wochenschr. 1911. Nr. 43. — Marriot, Acute tuberculosis of spleen, splenectomy; recovery. Path. Transact. 47. 96. The Lancet 2. 1293. 1897. — Monneret, Arch. génér. de méd. 1895. Sér. 5. 14. 513. — Monneret, Arch. gén. de méd. 1895. — de Mont Mollin, Über die Milztuberkulose. Med. Ges. Basel 12. 6. 1914. Berl. klin. Wochenschr. 1914. Nr. 29. — Montmossin, Über Milztuberkulose. Deutsch. med. Wochenschr. 1914, Nr. 29. — Moutard-Martin et Lefas, Tuberculose primitive et massive de la rate avec hyperglobulie, mais sans cyanose. Soc. méd. des hôp. de Paris. 9. 6. 1899. Sem. méd. 1899. Nr. 25. 198. — Quenu et Baudet, La tuberculose primitive de la rate. Rev. de gynéc. et de chir. abdom. 2. 317. 1898. — Reinhold, Ein Fall von Milztuberkulose mit Verblutung durch den Magen. Dissert. Kiel 1899. — Rendu et Widal, Splénomégalie tuberculeuse primitive sans leucémie, avec hyperglobulie et cyanose. Soc. méd. des hôp. de Paris 2. 6. 1899. Sem. méd. 1899. Nr. 25. 198. — Romano, Primäre Milztuberkulose. Wratsch. 1902. Nr. 11. Zentralbl. f. Chir. 1903. Nr. 1. 30. — Scharoldt, Ein Fall von substantiver akuter Miliartuberkulose der Milz. Ärztl. Intelligenzbl. 1883. Nr. 32. 252. — Sotti, Della tuberculose primitiva della milza. Arch. per le sc. med. 32. Nr. 12. — Stewart, Acute splenic miliary tuberculosis. Amer. Journ. of med. scienc. 122. Nr. 3. 1901. Medic. record 11. Mai 1901. — Strehl, Über Milztuberkulose. Arch. f. klin. Chir. 88. — Tolot, Un cas de tuberculose du foie de la rate. Lyon méd. 99. Nr. 36. 323. 1902. — Wiedwald, Primäre Tuberkulose der Milz. I.-D. Heidelberg 1910. — Wintunitz, Über Milztuberkulose. Arch. of int. med. 9. Nr. 6.

Milzsyphilis.

Avanzini, Über das Verhalten der Milz bei beginnender Verallgemeinerung der Syphilis. Arch. f. Derm. u. Syphilis. 1884. — Baumgarten, Miliare Syphilis der Milz. Virchows Arch. 97. — de Beurmann und Dehlem, Über Veränderungen der Milz bei erworbener Syphilis. Arch. f. Derm. 55. 129. — Bruhns, Über Syphilis der Milz. Deutsch. Arch. f. klin. Med. 64. — Chamaides, Zur Klinik des syphilitischen Milztumors. Festschr. f. Neumann 1906. — Colombini, Über das Verhalten der Milz bei erworbener Syphilis. Arch. f. Derm. 57. — Gold, Zur Kenntnis der Milzsyphilis. Arch. f. Derm. 7. — Haslund, Das Verhalten der Milz bei Syphilis. Hosp. Tidende 1882. — Moxon,

Walter, Case of acute splenitis in a syphilitic patient. Path. scc. of London. 1871. — Nolte, Über das Verhalten der Milz bei Syphilis. I.-D. Greifswald 1883. — Quinquand et Nicolle, Etude clinique sur l'hypertrophie de la rate dans la syphilis acquise. Ann. d. syph. 3. — Schuchter, Über das Verhalten der Milz und Niere bei frischer Syphilis. Wien. med. Bl. 1887. — Sonkernik, La splénomégalie pendant la péricde séccndaire de la syphilis. Thèse de Paris 1895. — Wewer, Über das Vorkommen des Milztumors bei frischer syphilitischer Infektion. Deutsch. Arch. f. klin. Med. 17. — Weil, Über das Vorkommen des Milztumors bei frischer Syphilis. Deutsch. Arch. f. klin. Med. 13. — Wile and Elliot, A study of splenec. enlargement in early syphilis. Am. journ. of med. sciences Oct. 1915. — Wölfert, Über syphilitische Milztumcren. I.-D. Würzburg 1870. — Zesionek, Syphilis der Milz. Handb. d. Geschlechtskrankh. von Finger etc. 3.

Morbus Banti syphilitischer Ätiologie.

Caussade und Levi-Fraenkel, Bantischer Symptomenkomplex auf syphilitischer Basis. Soc. méd. des hôp. 12. Juni 1914. — Chiari, Über Morbus Banti. Prag. med. Woch. 1902, Nr. 24. — Fuhs, Die Bantische Krankheit. Am. journ. of med. sc. 1911. — Hochhaus, Über Morbus Banti. Münch. med. Wochenschr. 1904, Nr. 31. — Hocke, Über ein an den Bantischen Symptomenkomplex erinnerndes Krankheitsbild, wahrscheinlich hervorgerufen durch kongenitale Lues. Berl. klin. Wochenschr. 1902, Nr. 16. — Marchand, Zur Kenntnis der sog. Bantischen Krankheit und der Anaemia splenica. Münch. med. Wochenschr. 1903. Nr. 11. — Mcnaschkin, Über einen Fall von Bantischer Krankheit. Inaug.-Diss. Berlin 1910. — Neuberg, Über den sog. Morbus Banti. Zeitschr. f. klin. Med. 74. — Schmidt, Über Bantische Krankheit infolge hereditärer Lues und ihre Behandlung durch Salvarsan. Münch. med. Wochenschr. 1911. Nr. 12. — Seiler, Über den sog. Morbus Banti. Korr. f. Schw. Ärzte 1911. Nr. 30. — Vogel, Über Bantische Krankheit und Lebercirrhose im Kindesalter. Inaug.-Diss. München 1911.

Tumoren der Milz.

Metastatische Milztumoren.

Braunstein, Über die Bedeutung der Milz in der Geschwulstimmunität und Therapie. Berl. klin. Wochenschr. 1911. Nr. 45. — Chacatow, Zur Frage über die metastatische Geschwulstbildung in der Milz. Virchows Arch. 217. — Favoz, Des metastases néoplasiques dans la rate. I.-D. Genf 1915. — Geipel, Über metastatische Geschwulstbildung in der Milz. Virchows Arch. 210. — Hollister, Verhalten der Milz bei Karzinom. Deutsche med. Wochenschr. 1906. 1498. — Kettle, Carcincmatous metastases in the spleen. Journ. of bact. and path. 17. — Lewin und Meidner, Heilwirkung des Milzgewebes von Tumortieren. Zeitschr. f. Krebsf. 11, H. 3. — Oser und Pribram, Über die Bedeutung der Milz in dem an malignem Tumor erkrankten Organismus etc. Ztschr. f. exp. Therap. 12. — Parsch, Über diffuse Geschwulstmetastase in der Milz. Ztschr. f. allg. Path. 1913. — Ricci, La milza nei cancerosi. Tumor. 2, H. 1.

Sarkom und andere Primärtumoren der Milz.

Adolph, Über primäre bösartige Neubildungen der Milz. Berl. Klinik. 202. — Albrecht, Über das Kavernom der Milz. Zeitschr. f. Heilk. 23. — Ascoli, Presentazione di malatto affetto da neoplasia splenica. Bolletino d. Soc. med. chir. Pavia 1908. Nr. 1. — Asch, Zwei Fälle von Milzexstirpation. Arch. f. Gyn. 1888. — Baccelli, De primitivo splenis carcinomate (Histologice lymphosarcomate) historia, diagnosis, exstirpium. Rom 1876. — Böckelmann, Über ein Angiom der Milz. I.-D. Greifswald 1906. — Bunting, Primary sarcoma of the spleen. Pennsylv. univ. med. bull. 1903. Nr. 7 u. 8. — Bush, Primary sarcoma of the spleen. Journ. amer. med. assoc. Chicago 1910. 45. — Carle, Akademie der Medizin zu Turin. Sitzung vom 12. 7. 1901. 2028. — Casott, Ein primäres Sarkom der Milz. I.-D. Würzburg 1899. — Cerkasow, Primäres Peritheliom der Milz. Charkowski med. Journ. 1. Ref. im Zentralbl. f. allgem. Path. 1907. Nr. 4. — Connel, Primary tumours of the spleen. Boston med. journ. 1912. 22. Febr. — Daddi, Sui sarcomi primitivi della milza. Riv. int. d. clin. med. 1905. Nr. 48. — Faivre et Morellet, Sarcome primitif de la rate. Gaz. hebd. d. sc. méd. d. Bordeaux 1904. — Flothmann, Exstirpation einer sarkomatösen Milz. Münch. med. Wochr. 1890. 867. — Foix et Römmele, Contribution à l'étude du sarcome primitif de la rate. Arch. de méd. exp. 1912. Nr. 1. — Förster, Hämangiom der Milz. Lehrb. d. pathol. Anat. 2. 3. 1863. — Grohé, Primäres metastasierendes Sarkom der Milz. Arch. f. pathol. Anat. u. Phys. 1897. 324. — v. Hacker, Demonstration eines Milztumors (primäres Sarkom). Verhandl. d. deutschen Ges. f. Chir. 13. — Hauptmann, Ein Fall von primärem Milzsarkom. Med. Klinik 1910. — Heinricius, Ein Fall eines von der Milzkapsel ausgehenden Fibrosarkoms. Zentralbl. f. Chir. 1898.

Nr. 23. — Helmuth, Splénectomie pour sarcome. Reports of Helmuths House. **1888.**
New York. — Herczel, Primäres Rundzellensarkom der Milz. Orvosi hetilap. **1895.**
Nr. **50.** — Homans, Report of a case cavernous angioma of the spleen. Ref. in Schmidts
Jahrb. **258. 1898.** — Jameson, Sarcoma of the spleen. Surg. and clin. Chicago. 1. **1902.**
— Jepson and Albert, Primary sarcome of the spleen and its treatment by splenectomy.
Ann. of. surg. Juli **1904.** — Jordan, Exstirpation eines Lymphosarkoms der Milz. **68.** Ver·
samml. deutsch. Naturforsch. u. Ärzte. Deutsch. med. Wochenschr. **1896.** V. B. **193.** —
Joses, Ein Fall von sarkomatösem Angiom der Milz und Leber. Zentralbl. f. allgem.
Path. **1908.** — Kocher, Ein Fall von glücklicher Milzexstirpation. Verhandl. d. deutsch.
Ges. f. Chir. **23.** Korrespondenzbl. f. Schweizer Ärzte **1888.** — Krylow, Splenektomie
wegen Sarkoms. Chir. **4. 41. 1898.** (Russisch.) — Langhans, Angioma cavernosum der
Milz. Virchows Arch. **75.** — Legura et le Firt, Splénectomie pour endothéliome de
la rate. Soc. de chir. de Paris **1903.** — Markewis, Ein Fall von Exstirpation der Milz bei
primärem Sarkom derselben. Sitzungsber. d. Kaiserl. kaust. med. Ges. Nov. **1904.** Zit.
nach Lubarsch-Ostertag **10. 17.** — Mazzoni, Milza ipertrofica ed ectopica con tumore
della cosa del pancreas. Estirpazione e guarigione. Boll. della società Lancis **1895.** — Mol-
trecht, Primäre Neubildungen der Milz. Diss. Halle **1901.** — Ménétrier, Sarcome
de la rate ou splénome. Le cancer **1908.** — Pasinetté, Endothelioma primitivo della
milza. Riv. Rend. d. scienz. med. **37.** Nr. **3.** — Pfister, Über die primären Geschwülste
der Milz mit besonderer Berücksichtigung eines Falles von diffuser und knotiger Hyperplasie der Milz. J. D. Würzburg **1901.** — Prinzing, Zwei Fälle von primärem Milzsarkom.
Frankf. Zeitschr. f. Pathol. **13.** H. **2. 289.** — Schönstedt, Zur Kasuistik des primären
Milzsarkoms. I.-D. Würzburg **1891.** — Simon, Über Splenektomie bei dem primären
Sarkom der Milz. Beitr. z. klin. Chir. **35. 318. 1902.** — Steininger, Ein Fall von „granu-
lärem Sarkom mit den klinischen Erscheinungen der Bantischen Krankheit. Inaug.-Diss.
Jena **1911.** — Theile, Über Angiome und sarkomatöse Angiome der Milz. Virchows
Arch. **178.** — Vulpius, Beitr. zur Physiologie und Chirurgie der Milz. Beitr. z. klin. Chir.
11. — Wagner, Exstirpation der sarkomatösen Wandermilz. Heilung. Verhandl. d. Ges.
f. Chir. 23. Kongr. **1894.** — Weber, Ein Fall von primärem Milzsarkom. Diss. Erlangen
1901. — Weichselbaum, Primäre Sarkome der Milz. Virchows Arch. **88.** — Wittigk.
Fibrom der Milz. Prag. Vierteljahrsschr. **4. 1856.** —

<h2 style="text-align:center">Nichtparasitäre Cysten der Milz.</h2>

Andral, Dermoidcyste in der Milz. Grundriß der path. Anatomie. Übersetzt
von Becker. **2. 257. 1832.** — Aschoff, Cysten. Lubarsch-Ostertag **1895.** — Baccelli,
Di una cisti ematica della milza. Policlinico **1897.** — Baginsky, A., Milzcyste bei einem
Kind. Berl. med. Ges. **15. 12. 97.** Berl. klin. Wochenschr. **1898.** Nr. **2.** — Baradulin.
Nichtparasitäre Milzcysten. Russk. chir. Arch. **1906.** — Bardenheuer, Ein Fall von
Milzresektion. Deutsch. med. Wochenschr. **1890.** — Bircher, Ein Beitrag zur Chirurgie
der nichtparasitären Milzcysten. Deutsch. Zeitschr. f. Chir. **92.** — Böttcher, Multiple
cystische Erweiterungsherde der Milz infolge von Amyloid der Gefäße. Dorp. med.
Zeitschr. **1871.** — Carnabel, Pfropfung einer hydatischen Cyste in der Wunde nach
Splenektomie. Revista de chir. **1901.** Nr. **11.** — Chetti, A., Splenectomia per cisti siero-
sanguigna in milza mobile. Gaz. degli osp. e delle clin. Nr. **119.** — Coenen, Über poly-
cystische Milzdegeneration. Beitr. z. klin. Chir. **70.** — Chavier, Kyste hématique de la
rate. Bull. méd. **1902.** — Chutro, Quiste hydatico del bazo. Riv. d. soc. méd. Argent. **20.**
— Cohnheim, Tod durch Berstung von Varicen der Milz. Virchows Arch. **27.** — Credé,
Über die Exstirpation der Milz am kranken Menschen. Arch. f. klin. Chir. **28.** — Déremaux,
Cystes séro-sanguins de la rate. Thèse de Lille **1907.** — Dolinger, Ein Fall von erfolg-
reicher Exstirpation der Milz (wegen Cystenbildung). Medicinskoje Obosvenija **1901.** —
Federschmidt, Über multiple Cysten der Milz. I.-D. Nürnberg **1911.** — Fink, Zur
Kenntnis der Geschwulstbildung an der Milz. Zeitschr. f. Heilk. **4.** — Finkelstein, Zur
Milzchirurgie. Russk. chir. arch. **1908** u. **1909.** — Fowler, Non parasitic cysts of the
spleen, Surg. Gyn. and Obst. **1910.** — Geipel, Beitrag zur Kenntnis der Blutgefäß-
erkrankungen der Milz. Virchows Arch. **210.** — Ghetti, Splenectomia per cisti siero-
sanguigna in milza mobile. Gazz. degli osped. Nr. **119.** — Goldmann, Zur Kasuistik der
Milzvenen und Pfortaderthrombose. Deutsche med. Wochenschr. **1913.** Nr. **32.** — Har-
nett, A case of hemorrhagic cyst of the spleen. Lancet **1917. 191.** — Hedinger, Demonstration einer Milzcyste. Verhandl. d. deutschen path. Ges. — Heinricius, Über die
Cysten der Milz und ihre Behandlung. Langenbecks Arch. **72.** — Heurteaux, Kyste
hématique de la rate contenant près de 10 litres de liquide. Soc. de chir. **1898.** 2. Nov. —
Hoeft, Über Rupturen der Milzkapsel, Milzgewebshernien und multiple Cystenbildungen
in der Milz. I.-D. Würzburg **1902.** — Hoge, Angioma cavernosum of the spleen. Med.
record. **1895.** — Homans, Report of a case of cavernous angioma of the spleen. Boston
Mass. **1898.** Schmidts Jahrb. **263. 1898.** — Jamashita, Über die Entstehung der Milz-

cysten. I.-D. Freiburg 1908. — Johnston, Non parasitic cysts of the spleen. Surg. Gyn. and Obst. 1908. — Jordan, Blutcyste der Milz. Deutsch. Chir.-Ges. Berlin 1903. — Israel, Milzcyste. Berl. kl. Wchr. 1906. — Kliffel et Lefas, Milzcyste. Bull. de la soc. d'anat. Paris 1898. Nr. 3. — Kopylow, Eine nichtparasitäre Milzcyste. Russki Wratsch. 1911. Nr. 48. — Kühne, Kasuistische Beiträge zur path. Histologie der Cystenbildung. Virchows Arch. 155. — Küstner, Zur Ätiologie der großen Milzcysten. Berl. klin. Wochenschrift 1911. Nr. 31. — Lascialfare, Contributo clinico allo studio delle cisti spleniche. Policlinico Juli 1907. — Landelius, Beitrag zur Kasuistik der nichtparasitären Milzcysten. Nord. med. Ark. 1908. — Langhans, Angioma cavernosum der Milz. Virchows Arch. 75. — Lejars, Les kystes hématiques de la rate et de la région splenique. 17. französ. Kongr. f. Chir. — Leonte, Kystoma splenis. Splénectomia Rev. de chir. 1901. Nr. 12. — Lick, Über Lymphangiome. Virchows Arch. 151. — Marcano und Féréal, Note pour séries à l'histoire des kystes de la rate. Progr. méd. 1874. — Marchis, Sulle cistc ematiche della milza. Gazz. degli osped. 1908. — Mattei, Di un caso di cisti sierosa della milza. Lo sperimentale 1885. — Monnier, Zur Kasuistik der Milzcysten. Beitr. z. klin. Chir. 41. — Müller, Über die Entstehungsweise der Milzcysten. Arbeiten aus dem path. Institut Tübingen. 7. — Musser, Cysts of the spleen. Amer. Journ. of med. sciences 1911. — Nardi, Sulle ciste vere della milza. Riv. venet. scienc. med. 1905. — Orsoff, Eine nicht-parasitäre Milzcyste. Chir. 1910. — Otto, Über die Genese der genuinen Cysten der Milz. Baumgartens Arb. aus dem Tübinger pathol. Institut. 5. — Péan, Milzcysten. Union med. 1867. — Powers, Nichtparasitäre Cysten der Milz. Trans. of the amer. surg. assoc. 23. — Pohlius, De tumore lienis saccato. I.-D. Leipzig 1749. — Poterel-Maisonneuve, Des kystes séreux de la rate. Thèse de Bordeaux 1898. — Ramdohr, Über die Milzcysten und ihre Beziehungen zur Ruptur der Milzkapsel. Virchows Arch. 164. — Reimann, Über Milzcysten. I.-D. Leipzig 1901. — Renggli, Über multiple Cysten der Milz. I.-D. Zürich 1894. — Ribbert, Über Bau, Wachstum und Genese der Angiome nebst Bemerkungen über Cystenbildung. Virchows Arch. 151. — Riese, Milzcyste oder vielmehr Milzkapselrupturcyste. Freie chir. Verein. Berlin. 8. Dez. 1913. Berl. klin. Wochenschr. 1914. Nr. 1. — Routier, Milzcyste. Congrès franç. d. chir. 1901. — Rousset und Péan, Sero-sanguinöse Milzcyste. Des tumeurs de l'abdomen. 1. 1880. — Routier, Haematome de la rate. 14. franz. Kongr. f. Chirurgie. — Rumdohr, Über Milzcysten und ihre Beziehungen zur Ruptur der Milzkapsel. Virchows Arch. 164. — Schalita, Über Milzexstirpation. Arch. f. klin. Chir. 49. — Schmidt, M. B., Über Milzcysten und Milzgewebshernien. Virchows Arch. 164. — Spencer Wells, Milzcyste. Brit. med. Journ. 1889. — Spillmann, Große Blutcyste am Hilus. Arch. d. phys. norm. et path. 1876. — Stamm, Beitrag zur Lehre von den Blutgefäßgeschwülsten. I.-D. Göttingen 1891. — Subbotic, Zur Kenntnis der perisplenitischen Blutcyste. Wien. med. Presse. 1894. Nr. 36. — Suchanek, Ein Beitrag zur Kasuistik der Milzcysten. Arch. f. klin. Chir. 98. — Terrier, Kyste séro-sanguin de la rate. Semaine méd. 1892. — Theile, Über Angiome und sarkomatöse Angiome der Milz. Virchows Arch. 178. — Thornton, Two cases of splenectomia. Med. chir. trans. 59. — Trenkler, Kyste hydatique solitaire de la rate; son diagnostic et son traitement opératoire. Rev. de chir. 1894. Nr. 2. — Virchow, R., Cholestearincysten der Milz und der Oberbauchgegend. Berl. klin. Wochenschr. 1898. Nr. 3. — Welti, Multiple Cysten der Milz. I.-D. Zürich 1901. — Wohlwill, Zur Genese der multiplen Milzcysten. Virchows Arch. 194. — Zieglwallner, Über multiple seröse Cysten der Milz. I.-D. München. 1907.

Echinokokkus der Milz.

Amberg, Ein Fall von Echinokokkus der Milz. Wien. med. Wochenschr. 1898. Nr. 44. — Aschoff, Zwei Fälle von subphrenischen Echinokokken. Münch. med. Wochenschr. 1895. Nr. 4. — Braunstein, Über den Wert des spezifischen Komplementbindungsverfahrens bei Echinokokken. Ungar. ärztl. Wochenschr. 1911. 4. — Carnabel, Pfropfung einer hydatischen Cyste in der Wunde nach Splenektomie. Rif. di chir. 11. — Cevaulo, La ciste idatica solitaria della milza. Il. Morgagni 1904. Nr. 68. — Cirillo, Splenectomia per cisti da echinococco. La publia medica 1901. Nr. 1. — Coen, L'echinococco della milza. Bull. soc. med. Bologna 1889. — Cras, Etudes sur les kystes hydatiques de la rate. Thèse de Bordeaux 1897. — Gallozi, Due osservazioni non communi di cysti da echinococco della milza. Cetti del' acad. med. chir. d. Napoli 1900. — Granowsky, Über solitären Milzechinokokkus und seine Behandlung. I.-D. Berlin 1904. — Guérin e Legros, Suppuration einer Hydatidencyste der Milz, Durchbruch durch das Zwerchfell in die linke Pleurahöhle, Thorakocentese, Tod. Arch. clin. d. Bordeaux 1896. — Hahn, Über Splenektomie bei Milzechinokokkus. Deutsche med. Wochenschr. 1895. Nr. 28. Berl. klin. Wochenschr. 1895. Nr. 26. — Hartmann, La splénectomie dans les kystes hydatiques de la rate. Sem. méd. 1897. Nr. 49. — Heumann, 4 Fälle von Milzechinokokkus. Jahrb. d. med. Klinik. Breslau 1888. — Herczel, Echinococcus lienis. Operative Heilung.

Verein d. Spitalärzte in Budapest. 18. V. 98. — Huber, Über den Milzechinokokkus. Münch. med. Wochenschr. 1890. — Jacob, Kyste hydatique de la rate. Soc. de chir. 1909. — Jakolew, Ein Fall von Milzechinokokkus. Ann. d. russ. Chir. 1898. H. 4. — Israel, Eine Fehlerquelle bei der Serodiagnose der Echinokokkeninfektion. Münch. med. Wochenschr. 18. Juli 1911. — Kablukoff, Arch. f. klin. Chir. 78. — Kernig, Traumatische Milzcyste oder Echinokokkus. Petersb. med. Wochenschr. 1898. Nr. 45. — Kreuter, Zur Serodiagnostik der Echinokokkusinfektion. Münch. med. Wochenschrift 1909. Nr. 36. — Kreuter, Über den prakt. Wert der Komplementbindung für die klinische Diagnose der Echinokokken. Beitr. z. klin. Chir. 76. — Martin, Les kystes hydatiques de la rate. Thèse de Paris 1908. — Mattioli, Cisti da echinococco della milza. Gazz. degli osped. 1897. Nr. 142. Michon, Kyste hydatique de la rate; diagnostic radioscopisque. Soc. de chir. 1909. — Morestin, Kyste hydatique de la rate. Soc. de chir. de Paris. 30. 6. 1909. — Mosler, Milzechinokokkus. Wiesbaden 1884. — Paget, Hydatic disease of spleen and left lung. Brit. med. Journ. 1880. — Petö, Über den prakt. Wert des Komplementbindungsverfahrens bei Echinokokkus. Budap. ärztl. Zeitschr. 1911. Nr. 43. — Piazza, Sugli echinococci primitivi de la milza. Riv. clin. 30. 6. 1892. — Putzu, Über den biologischen Nachweis der Echinokokkuskrankheit. Zentralbl. f. Bakt. 54. 1. Abt. — Seager, Note on a case of hydatiques cyst of the spleen. Lancet 1903. — Slavtheff, Ein Fall von Echinokokkus und Hypertrophie der Milz geheilt durch Splenektomie. Medicinski Napradak. 1900. Nr. 9. — Snegirjeff, Zur Entfernung eines Echinokckkus aus der Milz vermittelst Dampfes. Berl. Klinik 1895. April. — Strucker und Rosenow, Über Milzechinokokkus. Russki Wratsch. 1912. Nr. 36. — Thomson, Beiträge zum Milzechinokokkus. Deutsche Zeitschr. f. Chir. 45. 1. 1897. — Tricani, Splenectomia per cysti d'echinococco. Congr. chir. ital. Roma 1902. — Trinkler, Kyste hydatique solitaire de la rate. Rev. de chir. 1894. — Trofimow, Solitärer Echinokokkus der Milz. Chir. 1888. — Tusini, Sopra alcuni casi di echinococco del fegato e della milza. Pisa 1900. — Vissar, Du choix de la méthode d'intervention dans le traitement des kystes hydatiques de la rate et du pancreas. Journ. de méd. de Bordeaux 1903. — Vivenza, Contributo alla diagnostica delle ciste echinococche della milza. Lo sperimentale. 1895. 13. — Weinberg, A propos de l'apparition tardive des réactions biologiques provoquées par les kystes hydatiques. Compt. rend. Soc. biol. 68.

Sachregister.